Esperando a su Bebé

Guía Completa del Embarazo y Alumbramiento

A. Castro-Marín, M. D.

Irene Gordon, R. N.

Sara R. Peña, B. S.

Illustrations and cover art by Jeffrey Wallace

Manuscript production by Marcela Ramirez

Library of Congress Cataloging-in-Publication Data

Castro-Marín, A., 1944-
Esperando a su bebé: guía completa del embarazo y alumbramiento / A. Castro-Marín, Irene Gordon, Sara R. Peña
p. cm.
ISBN 0-9637512-0-4
1. Pregnancy-Popular works. 2. Childbirth-Popular works. I. Gordon, Irene (Irene M.) II. Peña, Sara R. III. Title.
RG551.C38 1993 93-33024
618.2—dc20 CIP

Printed in the United States of America

ISBN: 0-9637512-0-4

Quinto Centenario Publishing
809 East Washington #201
Phoenix, AZ 85034

Dedicatoria

A nuestras familias, a nuestros pacientes . . . .

Introducción

En las librerías podemos siempre ver una gran cantidad de libros dedicados a la salud y en particular al embarazo; sin embargo, muy pocos de ellos están escritos con la claridad y la sencillez con que el Dr. Marín lo hace. El libro "*Esperando a su Bebé*" se encuentra entre las escasas publicaciones escritas especialmente para la familia hispano-Americana. En él, el Doctor Marín anticipa las preguntas más frecuentes que sobre el embarazo se presentan y al mismo tiempo ofrece información amplia sobre el control prenatal y las complicaciones más comunes que ocurren durante el embarazo y el período post partum.

El primer capítulo contiene valiosa información sobre la reproducción y la concepción, los métodos para diagnosticar el embarazo y las pruebas de laboratorio que se requiéren para evaluar la salud de la gestante y del feto en crecimiento; se menciona también la duración del embarazo y el desarrollo fetal, problemas de premadurez y postmadurez y por supuesto la sorpresa de los embarazos gemelares. Además se discuten los cambios físicos y psicológicos que ocurren durante el embarazo, los problemas comunes y su tratamiento, la importancia de un buen control prenatal, los aspectos de la nutrición, los ejercicios y relajación y su efecto sobre la gestación, y el papel del perinatólogo como especialista en el tratamiento de las complicaciones que afectan a la mamá y al feto en desarrollo.

El segundo capítulo cubre el trabajo de parto y el alumbramiento, el parto psicoprofiláctico, métodos para tolerar el dolor, y la operación cesárea y sus indicaciones. El tercer capítulo trata sobre el recién nacido, el cuidado postpartum y se da valiosa información sobre la lactancia.

El cuarto capítulo ofrece detalles sobre el control de la natalidad, el efecto de la edad materna y el embarazo y los métodos de esterilización.

La información contenida en el libro del Dr. Marín "*Esperando a su Bebé*" ha sido preparada cuidadosamente para ayudarle a comprender el proceso de la gestación y el parto. Esperamos que después de haberlo leido entenderá la importancia de un buen control prenatal temprano y una buena relación con su obstetra para garantizar la salud de su bebé desde antes de su nacimiento.

Marlin Mills, M.D.
Perinatologo, Good Samaritan Hospital
Phoenix, Arizona

Colaboradores

IRENE M. GORDON, RN., BS, CCE.

Enfermera registrada, certificada como instructora especialista en el embarazo, cuidado prenatal, parto psicoprofiláctico y el recién nacido, Ms. Gordon lleva años compartiendo sus conocimientos con cientos de parejas para garantizar que el proceso de transición a la maternidad, sea una experiencia positiva y maravillosa.

Su colaboración en este libro con el Dr. Marín, representa el trabajo de años que en conjunto han dedicado a la población latina del suroeste de Estados Unidos. Durante esos años se descubrió la necesidad de una mayor información sobre el embarazo y el proceso del parto. *Esperando a su Bebé* es el resultado.

Al presente, Irene Gordon vive en Long Island, Nueva York y es la coordinadora de los servicios de enfermería en el Departamento de Recién Nacidos de un importante hospital comunitario en Nueva York.

SARA R. PEÑA, BS

Ms. Peña obtuvo su licenciatura en ciencias biológicas en la Universidad del Estado de Arizona y actualmente está dedicada a sus estudios de maestría en salud pública en la Universidad de Arizona con sede en Tucson. Ha dedicado varios años identificando los problemas médicos que afectan a la población *Mexicana y México-Americana que reside en la frontera de Mexico con Arizona*. Entre sus trabajos y presentaciones se cuenta el "*Proyecto Binacional de Servicios Médicos para la Frontera*".

INDICE

CAPITULO I

EL EMBARAZO

CAPITULO II

LABOR Y PARTO

CAPITULO III

DESPUES DEL PARTO

CAPITULO IV

CONSIDERACIONES IMPORTANTES

CAPITULO I

El Embarazo

LA CONCEPCION

La concepción ocurre en el momento en que el espermatozoide o célula reproductora masculina penetra al óvulo o célula reproductora femenina para así dar origen al huevo fertilizado que se implantará en la cavidad uterina o matriz que ha sido preparada para recibir y nutrir al embrión. Si el óvulo no es fertilizado, éste será expulsado junto con la menstruación.

Para que la concepción se lleve a cabo, es muy importante que los sistemas reproductor y endócrino estén en perfectas condiciones anatómicas y funcionales. La capacidad de una pareja para procrear un bebé (fecundidad) alcanza un máximo nivel aproximadamente a la edad de 25 años. Después de los treinta años la fecundidad de la mujer declina progresivamente y de manera rápida a los cuarenta años.

Otros factores que influyen en la concepción son la frecuencia del coito o de las relaciones sexuales. El 25% de las parejas que copulan cuando menos cuatro veces por semana sin estar usando anticonceptivos conciben al primer mes. Una pareja que tiene relaciones sexuales regularmente por doce meses sin que ocurra el embarazo deberá someterse a estudios de infertilidad.

El Ovulo—Cada mes, el ovario expulsa hacia el sistema reproductor un óvulo para ser fecundado. Este fenómeno se conoce como ovulación y ocurre a la mitad del ciclo menstrual aproximadamente entre los días 14 a 16 de un ciclo de 28 - 30 días. El óvulo al ser expulsado del ovario, es captado por una de las trompas de Falopio, en donde es fecundado y en esta forma es transportado a la cavidad del útero en donde se lleva a cabo la implantación.

El Esperma—Durante el coito, millones de espermatozoides son depositados en la vagina al momento de la eyaculación. Un número pequeño de estos ascienden de la vagina hacia el útero, alcanzando la trompa de Falopio, lugar en donde se realiza la fecundación.

Es importante saber que el sexo del bebé es determinado por el padre al momento de la concepción durante la cual se lleva a cabo el intercambio de material genético que dará las características físicas del producto. Este material genético está representado por estructuras llamadas cromosomas. Cada adulto hembra o varón posee 46 cromosomas en cada célula agrupados en 22 pares iguales y un par de cromosomas sexuales. La única excepción a esta regla, es el espermatozoide y el óvulo, los cuales contienen 23 cromosomas cada uno. Los cromosomas que determinan el sexo son conocidos como **X** e **Y**. Todos los óvulos son portadores de cromosomas **X** solamente mientras los espermatozoides poseen ambos, **X** e **Y**. Si un espermatozoide con cromosoma **X** fecunda al óvulo, esta combinación **XX** dará como resultado un bebé hembra, en cambio si la unión se dá entre un espermatozoide que contiene el cromosoma **Y** y el óvulo, esta unión **XY** resultará en el desarrollo de un bebé del sexo masculino.

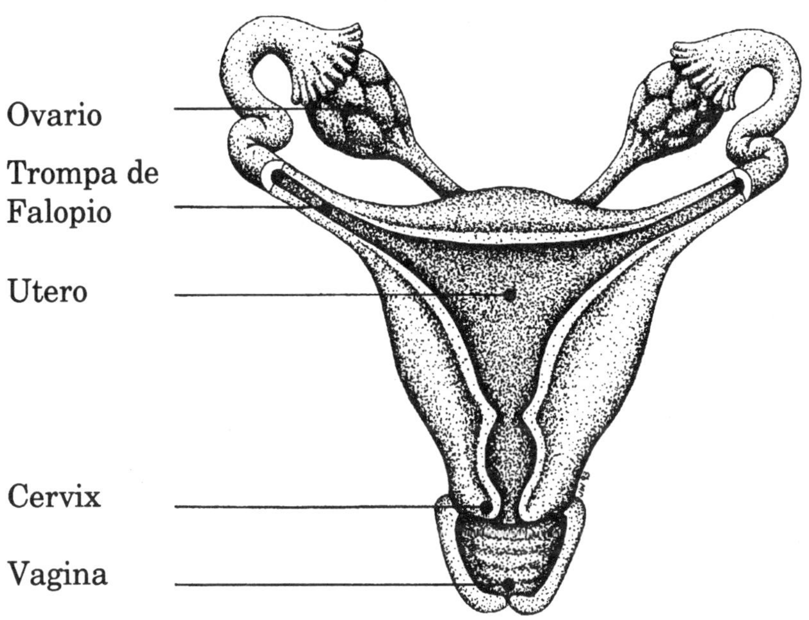

Órganos Reproductores Femeninos

PRUEBAS DIAGNOSTICAS DE EMBARAZO

La hormona indicadora de embarazo puede ser detectada en la sangre algunos días después de la implantación o de 3 a 4 semanas a partir de la fecha de la última regla. En la orina se detecta aproximadamente a las 6 semanas después de la última menstruación. Esta hormona se conoce como gonadotropina coriónica humana (HCG) y es producida por la placenta. Los análisis para el diagnóstico de embarazo que regularmente se hacen en el laboratorio, tiene una veracidad de aproximadamente un 98%. Las pruebas caseras a base de orina comúnmente conocidas como Daisy, Answer y EPT son menos verídicas y presentan un margen de error del 5 al 15%.

Algunas mujeres que ya han tenido bebés, son capaces de diagnosticar su embarazo ellas mismas al no menstruar y al notar la presencia de ciertos síntomas conocidos como signos presuncionales de embarazo tales como la náusea, el vómito, la inflamación de los senos, la frecuencia urinaria y la fatiga, etc... En virtud de que estos síntomas se pueden presentar en otras situaciones clínicas, es necesario la confirmación del embarazo por el médico. Además existen signos positivos de embarazo como son:

a). Latido Fetal—Con el uso del "Doppler", que es una unidad de ultrasonido, es posible escuchar el latido fetal a partir de las 10 a 12 semanas de embarazo. La frecuencia -normal del latido fetal es de aproximadamente 120 a 160 latidos por minuto.

b). Movimiento Fetal—La palpación del movimiento fetal a través de la pared abdominal es diagnóstico de embarazo. El movimiento fetal es generalmente percibido por la madre hacia la semana 16 ó 18 de la gestación, en algunas ocasiones la peristalsis intestinal es confundida por la madre como movimiento fetal.

c). **Demostración del Embarazo por Ultrasonido**—Un embarazo intrauterino puede ser observado mediante ultrasonido a partir de la sexta semana de gestación. El polo fetal y la actividad cardíaca es demostrable aproximadamente hacia la octava semana.

La obtención del ultrasonido se recomienda entre las 18 y 20 semanas del embarazo con objeto de medir entre otros parámetros el diámetro craneal del feto y relacionarlo a la fecha de la última menstruación para así tener una mejor idea del tiempo de la gestación y poder calcular la fecha del alumbramiento.

DURACION DEL EMBARAZO

La duración del embarazo es de aproximadamente 266 días a partir de la fecha en que ocurrió la concepción. En la práctica diaria, se acostumbra usar 40 semanas que se inician el primer día de la última menstruación asumiendo que la concepción se llevó a cabo 2 semanas después del comienzo de ésta, de manera que si el médico menciona que el embarazo tiene 16 semanas, en realidad se trata de un embarazo de 14 semanas a partir de la concepción.

Un método sencillo para calcular la fecha del alumbramiento es usando la regla de Naegele, que consiste en restar 3 meses a la fecha de la última menstruación y después se agrega un año y siete días. Por ejemplo, si la última menstruación se inició junio 20, la fecha del parto o alumbramiento sería marzo 27.

Se debe de comprender que estas fechas son aproximadas y tienen un margen de error de aproximadamente 12 días. En los últimos años, la ultrasonografía seriada ha sido muy útil para determinar la duración del embarazo sobretodo en casos en que la paciente tenga historia de irregularidad menstrual.

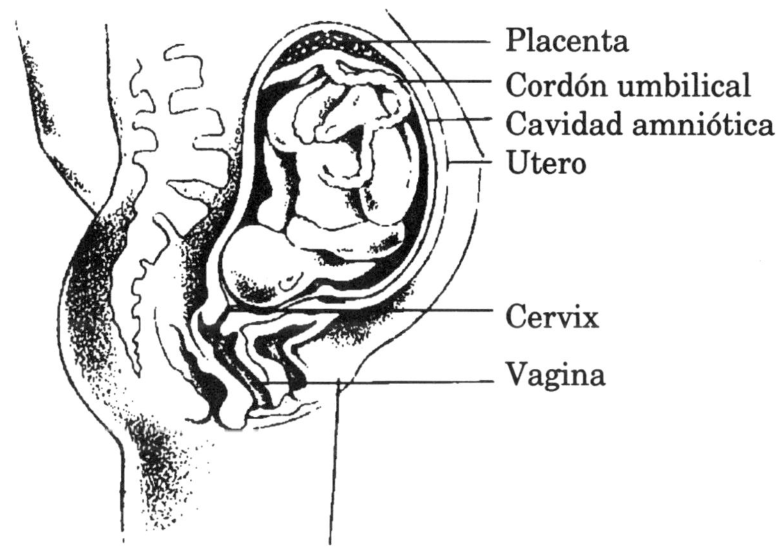

Anatomía del Embarazo

DESARROLLO FETAL

Primer mes—El óvulo y el espermatozoide se unen para formar una célula con 46 cromosomas. A partir de esta célula y mediante su división, crecimiento y diferenciación, el feto y la placenta se desarrollan. Entre los días 14 a 20, el huevo fertilizado emigra de la trompa de Falopio a la cavidad uterina o matriz para implantarse en su pared. En este lugar se inicia un crecimiento rápido del huevo fertilizado y de la placenta que sirve como el sistema que provee al feto del oxígeno y alimento necesario para su desarrollo, además de remover los productos de deshecho del metabolismo fetal. También la placenta sirve como una barrera selectiva que deja pasar substancias de la madre al feto y viceversa.

Hacia la tercera y cuarta semana los sistemas digestivo, nervioso y cardiovascular se empiezan a desarrollar. Al final de la cuarta semana el embrión mide un cuarto de pulgada y aún no parece un bebé. En la parte cefálica se puede observar lo que serán los ojos y los oídos.

Ocho Semanas—El feto mide aproximadamente una pulgada de largo, adquiere la forma humana, tiene ojos, oídos y nariz. En las manos y pies se observan dedos. La cabeza es desproporcionalmente grande para el tamaño del cuerpo; los órganos sexuales comienzan a formarse. A partir de esta fecha, al embrión se le denominará feto.

Dieciséis Semanas—El feto mide aproximadamente siete pulgadas, durante este tiempo se pueden observar movimientos respiratorios y de deglución. Entre el cuarto y quinto mes, los movimientos fetales pueden ser percibidos por la madre. El útero o matriz adquiere una forma redonda debido a la acumulación de líquido amniótico. Durante este período de la gestación se puede llevar a cabo la amniocentesis en casos en que se requiera un diagnóstico genético.

Veinte Semanas—El feto mide 10 pulgadas y pesa un poco más de media libra, se pueden apreciar las características faciales, la cabeza es aún relativamente grande con respecto al cuerpo, las piernas son cortas y la piel es delgada y arrugada.

Veintiocho Semanas—Durante este tiempo de la gestación, se puede observar el crecimiento de pelo en la cabeza y a veces en los hombros y espalda. El feto mide aproximadamente 15 pulgadas. Algunas madres notan cierta disminución en el movimiento fetal y quizás esto está relacionado a que su espacio en el útero se ha reducido.

Treinta y Dos Semanas—Hacia las 32 semanas, el feto está completamente desarrollado y sólo requerirá de crecimiento y madurez en sus órganos vitales para sobrevivir en el mundo externo.

Cuarenta Semanas—A las 40 semanas el feto es un bebé a término, mide aproximadamente 19 pulgadas y pesa alrededor de 7 libras. Durante estos días, se inicia el trabajo de parto.

Mes 1

El corazón está latiendo. El cerebro, los ojos, la boca, los oídos internos, el sistema digestivo, los brazos y las piernas están empezando a formarse. Largo: 1/4 pulgada.

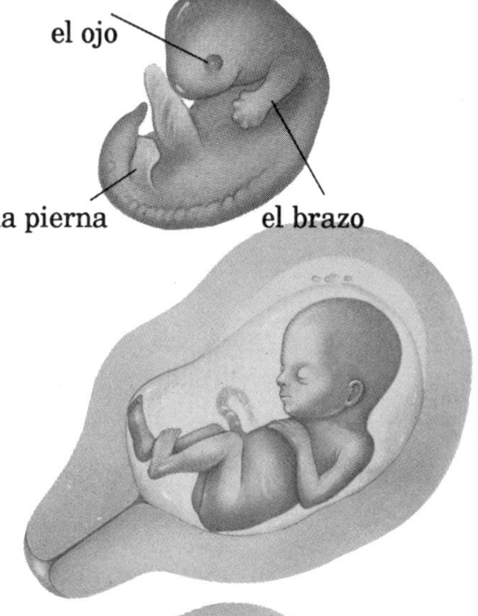

Mes 4

El pelo, las cejas, las pestañas, las uñas de las manos y de los pies se están formando. El bebé tiene cuerdas vocales y papilas gustativas. Largo: 7 pulgadas. Peso: 4 onzas.

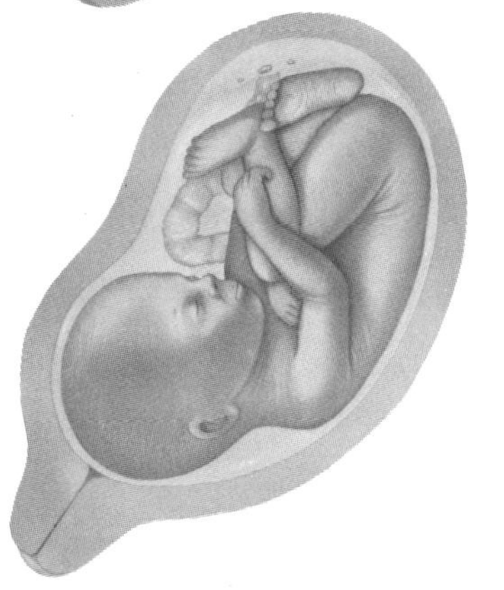

Mes 7

El bebé está cubierto con piel roja y arrugada; el peso ha doblado desde el mes 6. Largo: 14 a 17 pulgadas. Peso: 2 1/2 a 3 libras.

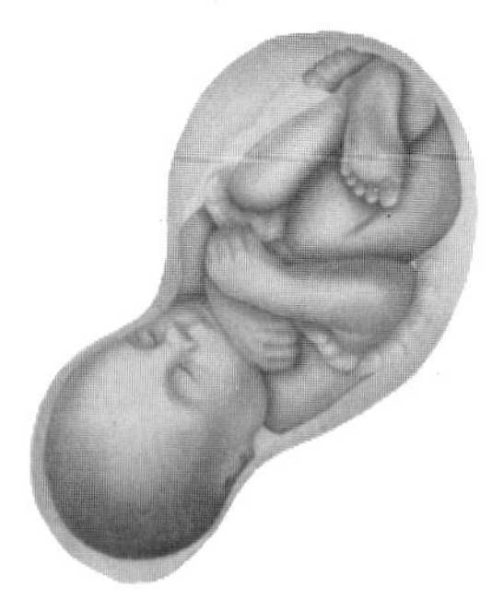

Mes 9

La piel del bebé está suave; el pelo tiene cerca de 1" de largo. El bebé se vuelve con la cabeza hacia abajo, listo para nacer. Largo: 20 a 22 pulgadas. Peso: 6 a 8 libras.

Desarrollo fetal

(Illustration courtesy Ross Laboratories)

PREMATUREZ

El trabajo de parto o labor que resulta en el nacimiento de un bebé prematuro es uno de los problemas más importantes que se presentan en la práctica de obstetricia. Se estima que ocurre entre un 10 al 15% de todos los nacimientos con producto vivo. Los bebés prematuros presentan una inmadurez en sus órganos, lo cual hace necesario una hospitalización prolongada con el objeto de evitar incapacidades físicas y en ocasiones, la muerte.

Se llama trabajo de parto o labor prematura cuando ocurre lo siguiente:

a) El bebé tiene menos de 37 semanas de gestación

b) Peso menor a los dos kilos y medio (5 libras)

c) La gestante presenta contracciones regulares que provocan el borramiento del cervix o cuello de la matriz.

Se desconocen las causas específicas que provocan un parto prematuro; sin embargo, existen algunos factores que se sabe contribuyen a que este problema se presente, como son: el embarazo múltiple o gemelar, anormalidades de la matriz, tabaquismo, poco aumento de peso durante el embarazo en madres con peso menor al adecuado, sangrado que se presenta antes del trabajo de parto, placenta previa y separación de la placenta, toxemia del embarazo, ruptura prematura de las membranas o "fuente" e infecciones, etc....

A pesar de que la tecnología moderna ha logrado incrementar la sobrevivencia en un gran número de bebés prematuros, se sabe que mientras el nacimiento ocurra lo más próximo a la fecha del parto mejor es el pronóstico.

Ultimamente el uso de medicamentos denominados "tocolíticos" que inhiben las contracciones uterinas han evitado un alto número de nacimientos prematuros. Uno de estos medicamentos es el Ritodrine, el cual ha sido aprobado por la FDA para su uso como tocolítico. El sulfato de magnesio es también usado frecuentemente con el fin de suprimir las contracciones uterinas.

Un adecuado control prenatal contribuye a detectar a tiempo los síntomas y signos del trabajo de parto prematuro como son el dolor lumbar bajo, la sensación de presión en la pelvis y el aumento en la secreción vaginal.

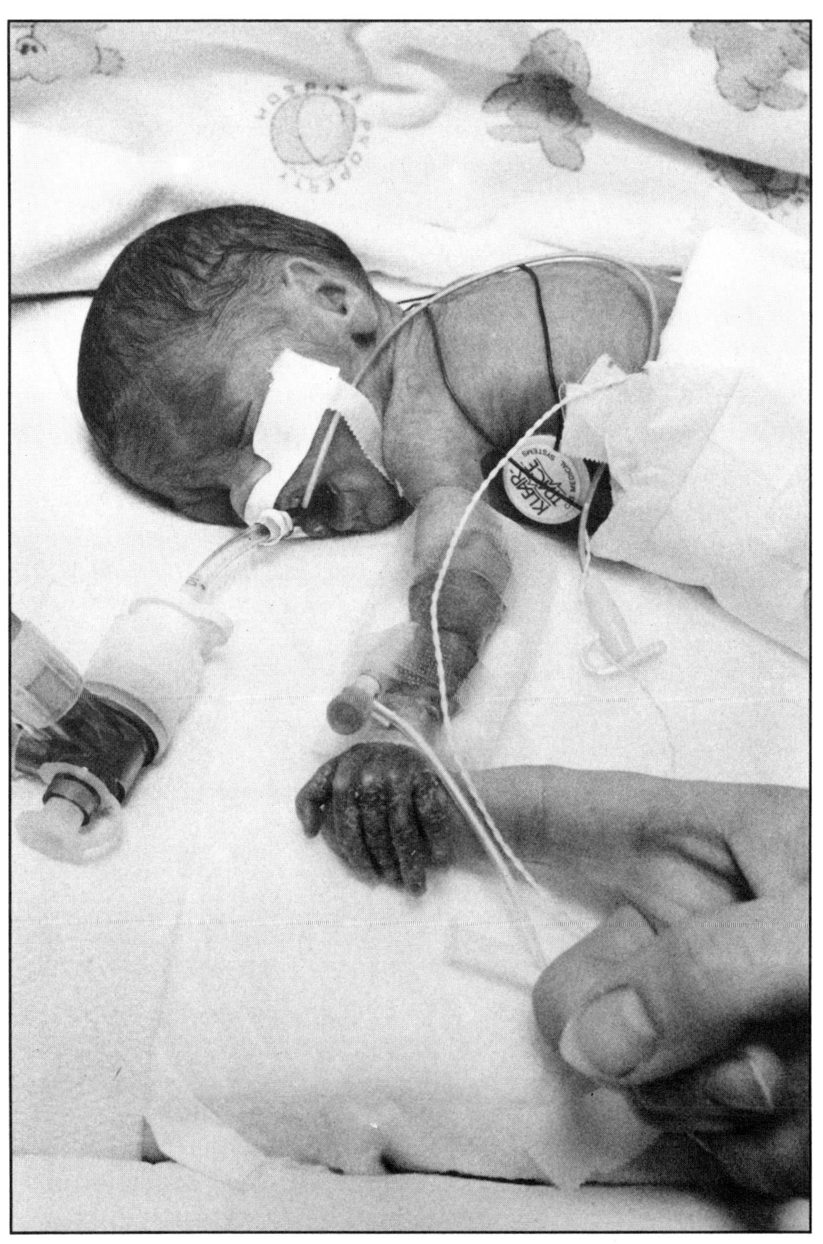

Bebé Prematuro

(Photo courtesy Healthdyne Company)

POSTMADUREZ

Una de las situaciones que causan angustia y nerviosismo en la mujer embarazada es cuando ve pasar la supuesta fecha de alumbramiento una, dos y tres semanas y nada ocurre. Un sin número de llamadas por teléfono, amigas, compañeras de trabajo, familiares como la madre o la suegra que han venido de visita para estar presentes durante el nacimiento y ayudar con el recién nacido pero que ya tienen que regresar a sus lugares de residencia, comentarios a diario de qué? cómo? todavía estás embarazada? Todas estas situaciones generan ansiedad en la gestante, la cual se ve forzada a visitar a su obstetra para que éste ¡haga algo!

Un embarazo postmaduro se define como una gestación que se prolonga más de 294 días (42 semanas) y se presenta en aproximadamente el 9% de las gestantes.

Es importante saber que un obstetra no tiene que inducir el parto de manera rutinaria en todos los casos de embarazos postmaduros a pesar de la gran preocupación que esto causa en la paciente y sus familiares. Generalmente, y desde el punto de vista médico, lo que esta situación amerita es una vigilancia más estrecha del embarazo. El criterio actual en casos en que la historia menstrual sea concisa, se establezca la posible fecha de concepción, y el embarazo se haya prolongado más allá de las 40 semanas, el obstetra deberá de ordenar las pruebas siguientes:

a). **Prueba de Estrés**—Se lleva a cabo cuando menos una vez por semana, si el resultado es positivo se procederá a la inducción del parto. Esta prueba se considera positiva cuando se observa una disminución en la frecuencia de latido fetal en relación a las contracciones uterinas, las que son provocadas mediante la estimulación de los pezones o mediante la administración regulada de pitocin.

b). **Ultrasonido**—La detección por ultrasonido de una disminución importante en el volumen de líquido amniótico es indicación de que la inducción del parto debe considerarse.

c). **Cuenta de los Movimientos Fetales**—Se dan instrucciones a la paciente para que sentada en forma cómoda cuente el número de "pataditas" que siente durante un período de 10 minutos. En los fetos sanos el número de "pataditas" durante ese lapso, varía entre 5 y 20.

d). **Perfil Biofísico**—Se basa en la observación del feto mediante la sonografía, sus movimientos respiratorios y corporales, el tono muscular, la cantidad de líquido amniótico presente y se practica una prueba sin esfuerzo. Se da una calificación de "2" ó "0" para cada uno de esos parámetros. Los fetos con una puntuación de 8 o más se consideran en poco riesgo.

e). **Amniocentesis**—Esta prueba se basa en la obtención dc líquido amniótico a través de la pared abdominal. La presencia de "meconio", substancia verdoza en el líquido amniótico proveniente del intestino del bebé puede representar sufrimiento fetal e indica que el nacimiento del bebé es necesario.

Afortunadamente, la mayoría de los embarazos que se prolongan más de dos semanas después de la supuesta fecha del alumbramiento, es resultado del error en calcular las fechas debido a que no se tiene la certeza de cuándo en realidad ocurrió la última menstruación.

EMBARAZO GEMELAR

El embarazo múltiple o gemelar aumenta el riesgo de complicaciones durante la etapa perinatal, la incidencia de este tipo de embarazo varía según la edad y la raza.

Se presenta con mayor frecuencia en la raza negra que en la blanca, y es más prevalente en países como Finlandia que en Japón. Se estima que en la raza blanca ocurre un embarazo gemelar por cada 89 partos. La incidencia de triples es de aproximadamente un caso por cada 16,000 alumbramientos.

Los gemelos idénticos resultan de la división de un huevo fecundado y los gemelos fraternos que representan el 60% de todos los casos de partos gemelares son consecuencia de la fertilización de dos óvulos por dos espermatozoides.

En los últimos años, el uso de medicamentos para la infertilidad como el clomid y la gonadotropina humana, ha incrementado la incidencia de los embarazos múltiples al estimular la ovulación múltiple. Se sabe que los casos de gemelos fraternos están asociados a una alta paridad, historia familiar de gemelos y a una mayor edad de la madre.

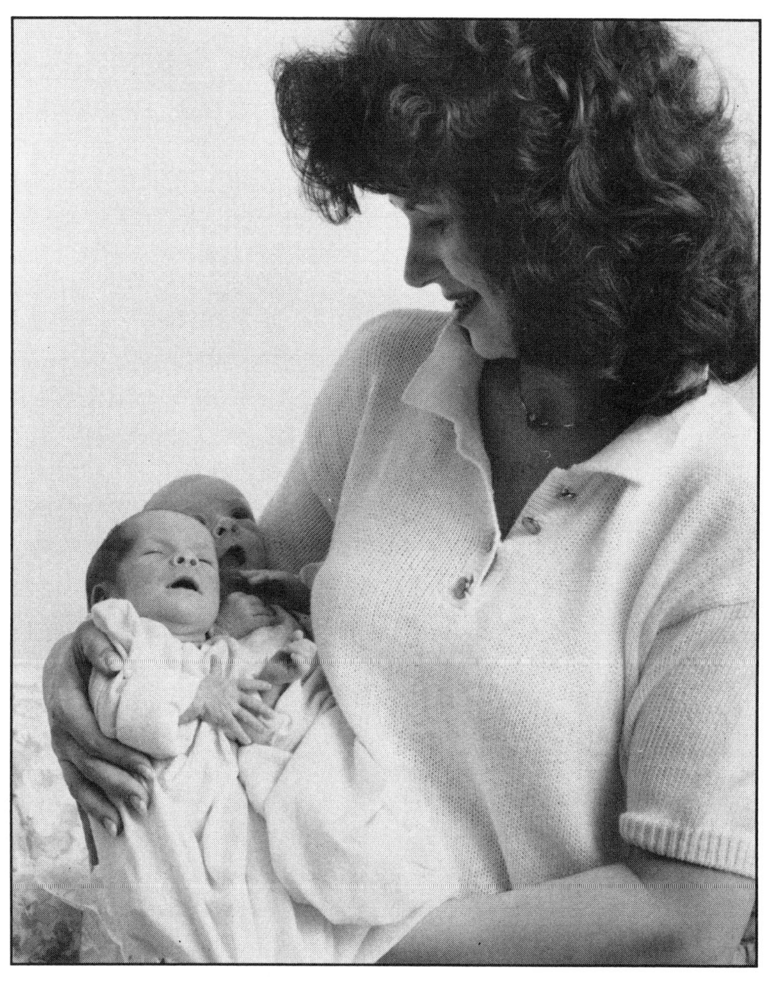

Embarazo Gemelar

(Photo courtesy Healthdyne Company)

CAMBIOS FISICOS DURANTE EL EMBARAZO

Peso y Crecimiento Uterino—Generalmente el aumento de peso en un embarazo normal con un solo producto o feto, es de aproximadamente 20 a 30 libras que divididas de manera proporcional estarían representadas de la siguiente manera: Feto 7.5 libras, placenta 1.4 libras, líquido amniótico 1.8 libras, aumento en el tamaño de la matriz 2.1 libras, aumento en el volumen sanguíneo 2.8 libras, crecimiento de los senos .9 libras, líquido en la piel y otros tejidos 3.7 libras, reservas maternas 7.4 libras.

El crecimiento del útero o matriz se inicia desde las primeras semanas del embarazo; al principio ésta tiene forma de pera y hacia la etapa final del embarazo adopta la forma esférica.

Hacia el cuarto mes del embarazo su crecimiento empieza a ser abdominal provocando el desplazamiento del intestino y alcanzando casi la altura del hígado.

El aumento en el peso total se dá en incrementos relacionados a las etapas del embarazo, durante los primeros tres meses se aumenta aproximadamente 2 libras, y las otras 25 restantes se adquieren en el segundo y tercer trimestre.

Cuello Uterino y Vagina—El cuello uterino o cervix se ablanda, y adquiere un color púrpura. Las glándulas mucosas aumentan en número y con ello la producción de la secreción vaginal que normalmente es viscosa y de color blanco.

La cavidad vaginal se hace también más blanda, húmeda y elástica, todo esto en preparación para su expansión durante el parto.

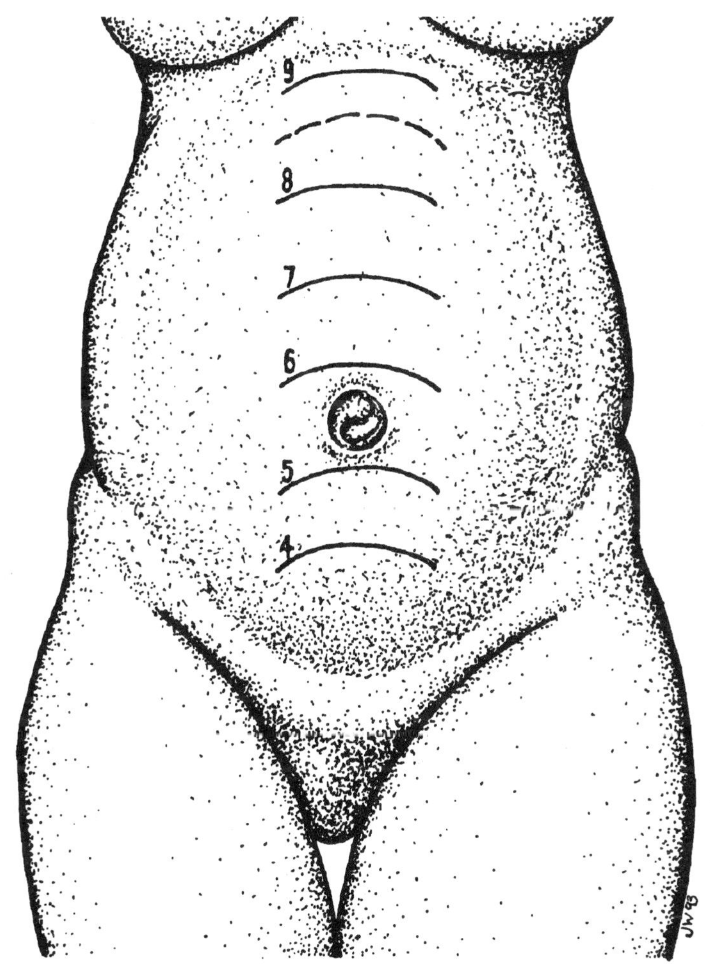

Crecimiento Uterino (meses)

Piel—En casi la mitad de las pacientes embarazadas aparecen finas depresiones rojizas formando líneas llamadas estrías del embarazo.

Generalmente hacen su aparición hacia el tercer trimestre sobre la pared abdominal, muslos y ambos senos. Estas estrías se retraen después del embarazo a medida que el abdomen y los pechos recuperan parte de su firmeza quedando como pequeñas líneas plateadas las cuales se hacen permanentes. Usted debe saber que la formación de estas estrías en las personas que están propensas a desarrollarlas, no se puede evitar ni existe la manera ideal para hacerlas desaparecer. Todas las cremas, ungüentos, lociones, etc., que existen en el mercado con el propósito de prevenirlas, realmente no cumplen con esa función. Evítese hacer ese gasto en vano.

En las pacientes con piel morena y pelo negro se puede apreciar la aparición de una línea pigmentada más obscura que el resto de la piel, la cual se extiende desde el pubis hasta la base del esternón. A esta línea se le conoce como "línea nigra".

Otro de los cambios comunes en la piel durante el embarazo es el cloasma, paño o máscara del embarazo, la cual se caracteriza por la aparición de áreas o placas hiperpigmentadas en la cara y cuello, y que tienden a desaparecer casi en su totalidad después del parto. También es posible observar la presencia de diminutos vasos sanguíneos como manchas rojizas llamadas hemangiomas en la cara, el cuello, el tórax y los brazos los cuales desaparecen al ejercer cierta presión sobre ellos.

Glándulas Mamarias—Los senos aumentan de tamaño y se hacen más sensibles. Algunas venas aparecen debajo de la piel, lo que representa el aumento en el flujo sanguíneo. Los pezones se pigmentan haciéndose más obscuros y eréctiles; alrededor del pezón en la aereola, se observan pequeñas irregularidades que son las glándulas sebáceas de Montgomery. La salida del calostro se puede notar al exprimir el pezón, este líquido viscoso amarillento se produce antes de la salida de leche.

Sistema Circulatorio—El volumen sanguíneo en la paciente embarazada aumenta aproximadamente en un 45%, el pulso en estado de reposo se incrementa en 10 a 15 pulsaciones por minuto y el volumen de sangre bombeado por el corazón también aumenta, dando lugar a la aparición de soplos cardíacos, los cuales es común escucharlos durante el embarazo sin que representen enfermedades del corazón.

Sistema Respiratorio—A medida en que la matriz crece hacia la parte superior del abdomen, se hace más difícil la expansión del tórax, dando como resultado una sensación de "falta de aire".

Sistema Urinario—Los ureteros o túbulos que transportan la orina de los riñones a la vejiga se dilatan como resultado de la influencia hormonal durante el embarazo. Además durante este estado, se puede observar una obstrucción parcial, secundaria a la presión ejercida por la expansión del útero. Estos cambios hacen que la gestante sea más susceptible a las infecciones urinarias.

Cavidad Oral—La encía durante el embarazo se reblandece y se engrosa probablemente debido al aumento de flujo sanguíneo. Es frecuente el sangrado proveniente de la encía aún haciendo uso de cepillos blandos, por lo cual se recomienda una buena higiene dental durante toda la gestación con el objeto de prevenir la gingivitis.

CONSIDERACIONES PSICOLOGICAS

La relación psicológica entre una madre y su bebé no se inicia al nacimiento, sino desde el momento en que el embarazo se confirma y el feto comienza su desarrollo en la cavidad uterina.

Esta etapa obliga a la mujer a adaptarse a ciertos cambios que ocurren con relación al trabajo, profesión, libertad individual, etc... cambios con respecto a la configuración del cuerpo y la apariencia, (estrías, paño, aumento de peso) cambios en la relación con las personas que nos rodean, etc.. El ajustarse a estos cambios puede ser difícil pero es de suma importancia, la mamá deberá hacer conciencia de las modificaciones que ocurren a su estilo de vida a medida que el embarazo progresa.

Durante el último mes de la gestación el feto crece rápidamente y la embarazada experimenta una fatiga e incomodidad permanente, la condición física se deteriora, aumenta la presión sanguínea, se retiene líquido principalmente en los miembros inferiores, en ocasiones se presenta un dolor lumbar constante y existe dificultad para conciliar el sueño. Es durante esta etapa en la que se presenta la irritabilidad, la ansiedad y la preocupación de que si el bebé va a nacer normal, de que si va a ser posible tolerar el estrés que significa el trabajo de parto y todo esto asociado a la inmovilidad y frustración de no poder hacer planes en virtud de que el nacimiento es ya inminente.

A pesar de todo lo anterior, el 80% al 90% de todas las pacientes se sienten felices de estar embarazadas, el embarazo es maravilloso, es la máxima expresión de la femeneidad y la máxima contribución a la preservación de la raza humana.

PROBLEMAS COMUNES DEL EMBARAZO

Náusea y Vómito—Durante los primeros tres meses del embarazo la náusea y el vómito son síntomas que afectan casi al 50% de las mujeres embarazadas. La causa de estos síntomas que generalmente están asociados a la pérdida del apetito es desconocida, pero se cree que factores hormonales, emocionales y hasta reacciones alérgicas juegan un papel en su presentación.

Durante esta etapa, las gestantes jóvenes y sus familiares se preocupan principalmente por la incapacidad de ingerir alimentos día a día. Sin embargo, no existe evidencia que una disminución moderada en la alimentación durante el primer trimestre ocasione daño al feto.

Entre las recomendaciones que su médico le dará y que en la mayoría de las pacientes tiene resultado es el tratar de comer pequeñas porciones de alimentos sólidos cuando menos seis veces al día, tomando líquido entre cada alimento también en pequeñas cantidades. Es también aconsejable comer de dos a cuatro galletas secas sin sal antes de levantarse.

Algunos doctores recomiendan la vitamina B6 en dosis de 40 a 100 mg. diariamente. Hasta hace algunos años era frecuente el uso de un medicamento conocido como Bendectin, el cual en algunos casos de náusea y vómito del embarazo daba buenos resultados. Sin embargo, debido a ciertos problemas médico-legales, el laboratorio que lo producía decidió retirarlo del mercado.

Raramente la náusea y el vómito pueden ocasionar un cuadro clínico serio conocido como "hiperemesis gravidarum" el cual a veces requiere hospitalización para hidratar a la madre y evitar un deterioro físico.

Su causa se ignora, pero se le ha atribuído a factores psicológicos.

Salivación—El aumento en la secreción de las glándulas salivales puede existir en un embarazo normal provocando un exceso en la salivación, lo que puede empeorar la náusea. A pesar de haber medicamentos capaces de controlar este síntoma, raramente es necesario su uso.

Frecuencia Urinaria—El aumento en la frecuencia urinaria se cree es debido a la disminución en la capacidad de la vejiga, la compresión ejercida sobre ella por el útero en crecimiento y por el aumento en la ingestión de líquidos para contrarrestar el estreñimiento. Cuando el aumento en la frecuencia urinaria está asociado a dolor durante la micción se debe descartar la posibilidad de una infección urinaria o cistitis; ya que este tipo de infecciones son frecuentes durante el embarazo, y en ocasiones pueden provocar un parto prematuro, de ahí su importancia en reconocerlas para tratarlas a tiempo.

Dolor Lumbar—El dolor en la parte inferior de la espalda es de los problemas más comunes, se cree que es debido en parte a los cambios en la postura requeridos durante las diferentes etapas en el crecimiento del embarazo. El dolor lumbar persistente es posible tratarlo con fomentos calientes, analgésicos, ciertos ejercicios o mediante el uso de alguna faja especial para maternidad.

Pérdida del Cabello—Puede ocurrir durante el embarazo y en el período inmediato al alumbramiento. Su causa es debida a una alteración en el crecimiento de los folículos pilosos. Afortunadamente, la pérdida del cabello es generalmente temporal.

Estreñimiento—El estreñimiento es durante el embarazo el resultado de una disminución en el movimiento normal del intestino (peristalsis) y la presión ejercida por el bebé sobre el recto. Una dieta rica en fibra, aumento en la ingestión de líquidos, ejercicio y en ocasiones la administración de un laxante ligero como la leche de magnesia puede ayudar en parte a corregir este problema.

Várices y Hemorroides—Parece existir una tendencia hereditaria o familiar en las mujeres que durante el embarazo desarrollan venas varicosas en las piernas, vulva o recto (hemorroides). Esta dilatación venosa es debido a la compresión de la vena cava por el útero, lo cual se agrava en pacientes que caminan o están paradas por períodos de tiempo prolongados.

La aparición de várices es desagradable sobre todo desde el punto de vista cosmético. El uso de medias de soporte ordenadas a la medida y la elevación de las piernas 2 ó 3 veces al día mejoran en gran parte este problema.

La presencia de hemorroides puede causar dolor y sangrado rectal, su tratamiento se basa en la prevención del estreñimiento, baños de asiento en agua tibia, supositorios del tipo anusol y evitando el pujo durante la defecación. Es también importante la higiene apropiada del área genital y rectal después de ir al baño. Las várices de la vulva pueden ser amelioradas mediante el uso de una almohadilla de hule espuma sostenida por un cinturoncillo a manera de toalla sanitaria.

Calambres—Los calambres que ocurren en los miembros inferiores principalmente en las pantorrillas se creen son debidos entre otras cosas a un exceso en el consumo de leche, por lo cual se recomiendan otras fuentes de calcio, como vegetales, huevos o simplemente ingerir tabletas de calcio. Los ejercicios de estiramiento de los pies apuntando con los dedos hacia arriba contribuyen a mejorar esta sensación.

Acidez Esofágica—La acidez o "agruras" es debida al flujo retrógrado del ácido estomacal hacia el esófago por la compresión del estómago por la matriz en crecimiento. Su médico le recomendará comer frecuentemente en porciones pequeñas y evitar acostarse inmediatamente después de los alimentos. El uso de antiácidos es en ocasiones necesario.

Edema—La retención de líquido principalmente en las piernas y pies es común durante el tercer trimestre del embarazo y se manifiesta por la inflamación de estas áreas del cuerpo a consecuencia de la presión sobre la vena cava por el útero. La restricción de la sal o el uso de diuréticos no es recomendable al presente pero sí se aconseja la elevación de las piernas o el acostarse sobre el lado izquierdo una o dos horas diariamente.

Vaginitis—Las infecciones vaginales del tipo candidiasis o monilia son comunes durante el embarazo y se caracterizan por comezón o prurito, irritación vaginal y un flujo parecido al queso "cottage". Su tratamiento a base de cremas y supositorios vaginales es muy efectivo.

ANALISIS DE LABORATORIO

Ciertas pruebas de laboratorio son parte rutinaria en la evaluación de una paciente embarazada, la mayor parte de ellas son simples y ayudan a su obstetra a tener idea del estado general de la salud de la gestante.

Cuenta Sanguínea—La cuenta sanguínea o biometría hemática determina la presencia o no de anemia. Generalmente esta prueba se repite a las 36 semanas de embarazo.

Análisis de Orina—Se hace en cada visita para determinar la presencia de azúcar (glucosa) o proteína en la orina. La presencia de azúcar identifica a las pacientes gestantes en riesgo de diabetes. Este diagnóstico sin embargo, deberá ser confirmado con la determinación del nivel de azúcar en sangre después de una dosis por vía oral de glucosa. Esta prueba se lleva a cabo entre las 28 y 30 semanas de la gestación.

La presencia de cantidades mínimas de proteína en la orina de una paciente embarazada es considerada normal, sin embargo, en cantidades más elevadas puede significar problemas de la función renal o preeclampsia.

Prueba de Sífilis—Esta prueba identifica a las pacientes embarazadas portadoras de sífilis. A menudo, esta enfermedad no presenta síntomas a pesar de que el microorganismo causante puede cruzar la barrera placentaria e infectar al feto. Su tratamiento adecuado puede evitar complicaciones.

Grupo Sanguíneo y Factor Rh—Este exámen sirve para detectar a pacientes en riesgo de producir anticuerpos en contra de las células o glóbulos rojos del feto que pudieran causarle anemia, ictericia o problemas cardíacos.

Rubeola (Sarampión Alemán)—Determina la inmunidad de la paciente embarazada al virus causante de esta enfermedad el cual es capaz de cruzar la barrera placentaria e infectar al feto dando origen a problemas de sordera, cataratas, deficiencia mental y malformaciones cardíacas.

Las pacientes no inmunes al virus deberán ser vacunadas después del parto preferentemente antes de salir del hospital para evitar este problema en embarazos futuros.

Cultivo de Orina—Descarta la presencia de infecciones urinarias durante el embarazo las cuales en ocasiones no presentan síntomas. Estas infecciones si no son tratadas debidamente pueden ocasionar partos prematuros.

Prueba de Papanicolaou—Esta prueba sirve para detectar lesiones precancerosas y cáncer, principalmente del cervix o cuello de la matriz. Se recomienda hacerla cada año independientemente de si existe embarazo o no sobretodo a mujeres latinas, las cuales presentan una incidencia más elevada de este tipo de cáncer que otras razas.

Cultivo de Gonorrea—A todas las pacientes embarazadas se les debe de hacer un cultivo para determinar si existe la presencia de gonorrea. La muestra se obtiene del cuello uterino durante la primera visita y en ocasiones se repite casi al final del embarazo. En casos en que el cultivo demuestre la presencia de infección, el tratamiento debe ser inmediato incluyendo al esposo o pareja sexual.

Detección de Clamidia—Se calcula que esta infección afecta al 15% de las pacientes embarazadas, su diagnóstico es importante debido a que puede causar pulmonía y problemas oculares en los bebés que adquieren la infección a su paso por el canal vaginal infectado por esta enfermedad transmitida por vía sexual.

Determinación de la Alfafetoproteína AFP—Esta es una prueba de sangre que se obtiene durante el segundo trimestre del embarazo. Un nivel anormal de AFP en la sangre materna puede identificar hasta el 90% de bebés con malformaciones del cerebro y espina dorsal. Estas malformaciones congénitas necesitan ser confirmadas con la ayuda de otras pruebas como son el ultrasonido y la amniocentesis.

Pruebas Varias—Existen otros exámenes de laboratorio que en algunas instituciones forman parte de la evaluación rutinaria de la paciente embarazada como son las pruebas para la detección de hepatitis, herpes, estreptococo grupo B, toxoplasmosis y otras más para diagnosticar la presencia de anticuerpos al virus causante del SIDA o síndrome de inmunodeficiencia adquirida y la diabetes.

CUIDADO PRENATAL

Durante los últimos 12 años, la obstetricia como rama de la medicina ha progresado notablemente sobre todo en la manera de evaluar al feto en desarrollo convirtiéndolo en paciente durante la gestación. De la misma manera, la mujer moderna ha tratado de participar cada vez más en el proceso de dar a luz. A pesar de los avances de la tecnología y los cambios filosóficos que se han venido observando, las metas fundamentales del cuidado prenatal siguen siendo las mismas, es decir, el mantener o mejorar la salud global de la paciente embarazada y tratar de propiciar un medio favorable al feto en desarrollo para que al nacimiento su salud se encuentre en las condiciones ideales. Estas metas requieren de visitas regulares al doctor, las cuales dan oportunidad de detectar ciertos factores de riesgo y contribuyen a disminuir la ansiedad y nerviosismo que se presenta en algunos embarazos en particular las gestantes de primera vez. Además, las visitas prenatales tienen como finalidad educar a la paciente y a su pareja en todo lo que se refiere al proceso que representa el estar esperando el nacimiento de un bebé.

Visita Inicial—Cuando se consulta al doctor por primera vez durante el embarazo, es normal el sentir cierto grado de nerviosismo y ansiedad particularmente si se trata de confirmar el embarazo. Es durante esta primera visita que el doctor obtiene la historia médica de la paciente y de su familia, es importante sobretodo la historia de embarazos y partos previos.

Después de haber respondido a todas las preguntas y haber llenado ciertos cuestionarios, su médico procederá a llevar a cabo el exámen físico empezando por los signos vitales como la presión sanguínea, pulso, respiraciones, etc... El peso inicial se toma como punto de referencia para saber lo que se va aumentando en cada visita. El exámen médico también incluye la palpación de los senos, el abdomen, la pelvis y la obtención de la prueba de Papanicolaou la cual no debe causar dolor. Durante el exámen del área pélvica se consideran ciertos datos sobre la arquitectura de la pelvis materna y el tamaño del útero o matriz.

Las extremidades superiores e inferiores también son examinadas, en particular las inferiores con objeto de detectar la presencia de edema o problemas vasculares.

En ocasiones es durante esta visita que se ordenan los análisis de laboratorio de rutina, los cuales ya fueron mencionados anteriormente. Su médico le recetará algún compuesto a base de hierro para prevenir o tratar la anemia y frecuentemente vitaminas prenatales. Durante cada visita prenatal, se obtiene el peso, la presión y se analiza la orina para identificar la presencia de azúcar o proteína, lo cual podría significar diabetes o problemas renales. El crecimiento fetal se evalúa midiendo desde el pubis hasta la parte superior de la matriz. En ocasiones es necesario el exámen vaginal para apreciar el crecimiento y posición fetal. Los exámenes vaginales se hacen de rutina durante el último mes de embarazo para determinar si el producto pasará sin problemas por el canal del parto. Algunas veces este exámen puede causar pequeños episodios de sangrado que raramente es motivo de preocupación.

Es muy importante que durante estas visitas le pregunte a su médico todo lo que usted considere necesario ya que le hará sentirse más tranquila y más segura con respecto a la evolución del embarazo. Quizás no exista un mejor momento en la vida de la mujer para aprender lo básico en salud y nutrición que durante el embarazo ya que es durante esta época en que más motivación e interés existe. Este tipo de educación no sólo se puede adquirir en el consultorio de su obstetra sino que también en el hospital local de su comunidad durante las clases prenatales. La educación debe incluir temas sobre la nutrición, peso, ejercicio, etc...

En un embarazo normal, la frecuencia de las visitas al médico durante la etapa prenatal deberá ser cada cuatro semanas hasta la semana 32, subsecuentemente es cada dos semanas y durante el último mes es generalmente cada semana.

Los temas importantes a tratar durante el embarazo se pueden acomodar por trimestre de la siguiente manera:

PRIMER TRIMESTRE

- Panfletos y materiales de educación
- Adaptación al embarazo
- Problemas económicos
- Cambios normales durante el embarazo
- Signos peligrosos (sangrado, dolor, fiebre, etc.)

SEGUNDO TRIMESTRE

- Clases prenatales
- Labor prematura
- Apoyo de agencias sociales
- Administración de Rho Gam

TERCER TRIMESTRE

- Visita al hospital y salas de labor y expulsión
- Cambios emocionales de la pareja
- Labor y parto
- Indicaciones de la cesárea
- Cómo contactar al doctor
- Signos peligrosos (sangrado, salida de líquido amniótico)
- Lactancia
- Pediatra

PESO Y NUTRICION

Una buena nutrición es quizás el factor más importante en la salud del feto. Diversos estudios han demostrado que una buena nutrición facilita el trabajo de parto y disminuye los índices de toxemia o preeclampsia, prematurez y muerte fetal.

Una alimentación adecuada previene el estreñimiento, la náusea, acidez y reduce la inflamación y los calambres de los miembros inferiores. La calidad de los alimentos es más importante que la cantidad sobretodo la ingestión de alimentos con proteínas como la carne, el pescado, el pollo y los huevos; además alimentos con vitaminas y minerales naturales como cereal, pan de trigo y arroz, vegetales y frutas frescas cada vez que sea posible evitando los productos enlatados ya que estos contienen un elevado nivel de sodio y substancias preservativas.

Es posible comer moderadamente tres veces al día o también un régimen de seis porciones pequeñas en 24 horas. Agregue lechuga y tomate a sus sandwiches y limite la ingestión de endulzantes artificiales y la cafeína.

Si sus ingresos son modestos y no puede alimentarse adecuadamente, en este país existen programas que proveen ayuda alimentaria a mujeres embarazadas, esta información se puede obtener en los centros de salud locales.

Incluya lo siguiente en su dieta diaria:

- medio litro de leche entera
- uno o dos huevos
- 6 - 8 onzas de carne
- 1 - 2 porciones de cereal
- 3 - 4 porciones de vegetales
- 3 porciones de pan
- 2 - 3 porciones de fruta
- 3 - 4 vasos con agua

Cada visita prenatal incluye la determinación del peso, en casos en que el aumento sea excesivo o no sea suficiente, la enfermera o su doctor le darán ideas sobre cómo modificar su alimentación. Evite ponerse a dieta durante la gestación, ya habrá tiempo para bajar esas libras después del parto.

Existe la creencia que mientras menos se aumente de peso durante el embarazo más fácil será el parto. Es un error el pensar que es más fácil dar a luz a un bebé de cinco libras que uno de ocho. El crecimiento fetal está influído directamente por la cantidad de reservas corporales maternas e indirectamente por la cantidad de calorías ingeridas por la madre. Por lo tanto, una gestante de bajo peso y con una dieta de bajo nivel calórico está en alto riesgo de dar a luz a un bebé con retraso en el crecimiento.

Durante el embarazo, el aumento de peso considerado como normal es de 20 a 30 libras (12 - 15 kilos), esto solamente se logra a base de una dieta balanceada que contenga de 60 a 80 gramos de proteína y alrededor de 2300 o más calorías, baja en azúcar y grasas, alta en fibra e incluyendo cuando menos tres vasos de leche diariamente o su equivalente en derivados lácteos. No existe la menor duda de que todas las pacientes embarazadas desean lo mejor para su futuro bebé y esto es desde el momento de la concepción, en este libro se ha incluído una lista de productos y actividades que deben ser evitados durante el embarazo. Si usted considera que está teniendo problemas con alguno de ellos, consulte a su médico inmediatamente, su salud y la de su bebé puede depender de esa consulta.

Vitaminas—Tome solamente las vitaminas que el doctor le ha recomendado, un exceso en la ingestión de vitaminas puede representar un problema más serio en la madre y el producto que una deficiencia vitamínica.

Aspartame, Sacarina—Son endulzantes artificiales, estos productos se deben evitar en virtud de que aún no se sabe con certeza si afectan o no al feto en desarrollo.

Cafeína—El exceso en la ingestión de cafeína se ha relacionado a defectos congénitos. Trate de limitar la cantidad de cafeína que usted consume. El café, el té, la cocoa, bebidas de chocolate y de cola contienen cafeína. Algunos medicamentos son también fuente de cafeína. Examine los ingredientes antes de tomarlos.

Alcohol—La ingestión de alcohol durante el embarazo puede causar el síndrome de alcoholismo fetal que se caracteriza por una combinación de defectos físicos y mentales presentes en el feto al nacimiento. El alcohol destruye las células cerebrales del feto causando diferentes grados de deficiencia mental.

Medicamentos—Incluye todos los medicamentos que pueden ser adquiridos con o sin receta médica. No ingiera medicamentos a menos que sea recomendado o supervisado por el doctor que le va a dar seguimiento a todo su embarazo. Si por alguna razón usted se ve en la necesidad de visitar a otro doctor o al dentista, recuerde siempre mencionar que está embarazada. Antibióticos, analgésicos, laxantes, medicamentos para aliviar la congestión nasal, etc... pueden ser nocivos al feto.

Tabaquismo—Si fuma, deje de hacerlo! El tabaquismo es causa de partos prematuros y de bebés con peso por abajo de lo normal. Durante el trabajo de parto está absolutamente prohibido fumar.

Marihuana—El uso de la marihuana está relacionado al abuso de alcohol y a dietas inadecuadas, los defectos encontrados en los recién nacidos de madres afectas a la marihuana puede ser el resultado de múltiples factores. Evite su consumo.

Cocaína, Crack—El uso de la cocaína o crack por mujeres embarazadas, ha estado asociado a hemorragias intracraneales, separación de la placenta, labor prematura, aborto espontáneo, muerte fetal, bajo peso del bebé, ruptura prematura de membranas y anomalías congénitas principalmente de los ojos, sistema esquelético y vías urinarias. La cocaína atravieza la barrera placentaria alcanzando directamente al feto.

Recién nacidos que han sido expuestos a cocaína en el útero presentan patrones anormales de comportamiento.

Rayos X—Las radiografías deben ser evitadas durante el embarazo. En casos en que sean necesarias, recuerde mencionarle al radiólogo que está embarazada para que se tomen las precauciones indicadas para proteger al producto.

Agentes ambientales—Se recomienda evitar la exposición a humos tóxicos, aerosoles, pinturas, insecticidas y toda clase de substancias químicas.

Saunas y Jacuzzi—La exposición materna a temperaturas elevadas en tinas y saunas puede afectar la salud del bebé, consulte a su doctor si usted acostumbra su uso como actividad relajante.

Gatos—Los gatos, la excreta de gatos y la carne cruda principalmente de puerco, son fuente del agente infeccioso que causa la toxoplasmosis que se manifiesta en la mamá con síntomas similares al "flu" y que en el feto puede ocasionar deficiencias mentales y ceguera. Si en la casa existe un gato, la gestante deberá usar guantes desechables cada vez que limpie la caja que es usada como recipiente de su excreta o mejor aún, delegar esa responsabilidad a otro miembro de la familia.

Trabajo y Embarazo—Se considera que el 40% de las mujeres en Estados Unidos trabajan fuera del hogar, por lo tanto, el obstetra debe generalmente ser flexible con respecto a esto. La mujer embarazada tiene menos tolerancia al calor, a la humedad, a la polución y a los períodos prolongados estando parada o levantando objetos pesados; sin embargo, la mayoría puede trabajar sin complicaciones. En algunos casos el cambio de posición en el trabajo es necesario.

Automóvil—Los accidentes de automóvil representan una de las causas principales de muerte en las pacientes embarazadas no relacionados directamente al embarazo. Es recomendable el uso del cinturón abdominal a la altura de los huesos de la pelvis y la parte que va hacia el hombro deberá colocarse por arriba del útero.

Relaciones Sexuales—Las limitaciones con respecto a las relaciones sexuales durante el embarazo (coito) sólo están relacionadas a la posición y a la comodidad de la paciente. En un embarazo normal no existen restricciones.

EJERCICIO Y RELAJACION

El ejercicio durante el embarazo tiene el propósito de preparar las partes del cuerpo involucradas en el trabajo de parto o labor. Este deberá ser sencillo de manera que no cause dolor o lastimaduras a la gestante normal y también debe servir para disminuir las molestias que se presentan durante los dos últimos meses del embarazo como es el dolor de espalda, calambres en las piernas y la presión constante en la parte baja del abdomen. La mayoría de los ejercicios se hacen en el piso sobre un tapete blando haciendo uso de almohadas bajo la cabeza y rodillas.

Posición Sentada—

A). Siéntese en el piso con las piernas cruzadas, deje caer su cabeza hacia delante manteniendo el cuello relajado y a manera de mecedora, muévase hacia atrás y adelante.

B). Estando sentada, junte las plantas de los pies enfrente a usted. Jale ambos pies hacia su cuerpo lo más cerca que pueda. Empuje con ambas manos las rodillas hacia el piso, si nota que los pies comienzan a separarse entonces ponga sus manos sobre sus tobillos y use los codos para empujar las rodillas hacia abajo.

Ejercicio para las Piernas—Acuéstese en el piso con los brazos a los lados de su cuerpo con las piernas y dedos extendidos, levante su pierna derecha tan alto como sea posible, estando en esa posición, flexione el tobillo de manera que el pie quede a 45° con respecto a la pierna, exhale al mismo tiempo que baja la pierna al piso. Repita la misma maniobra con la pierna izquierda.

Ejercicio Durante El Embarazo

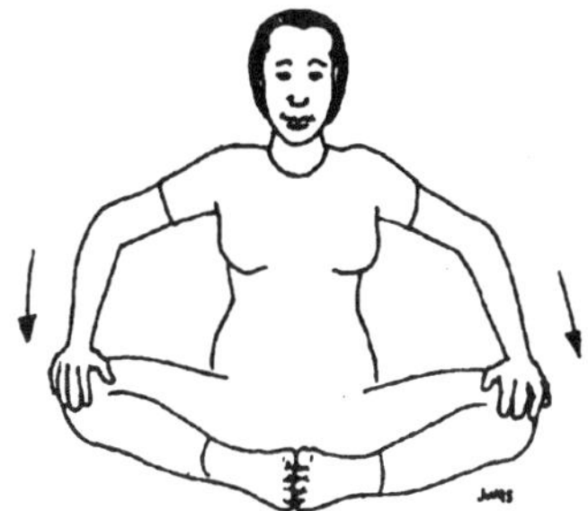

Posición Sentada

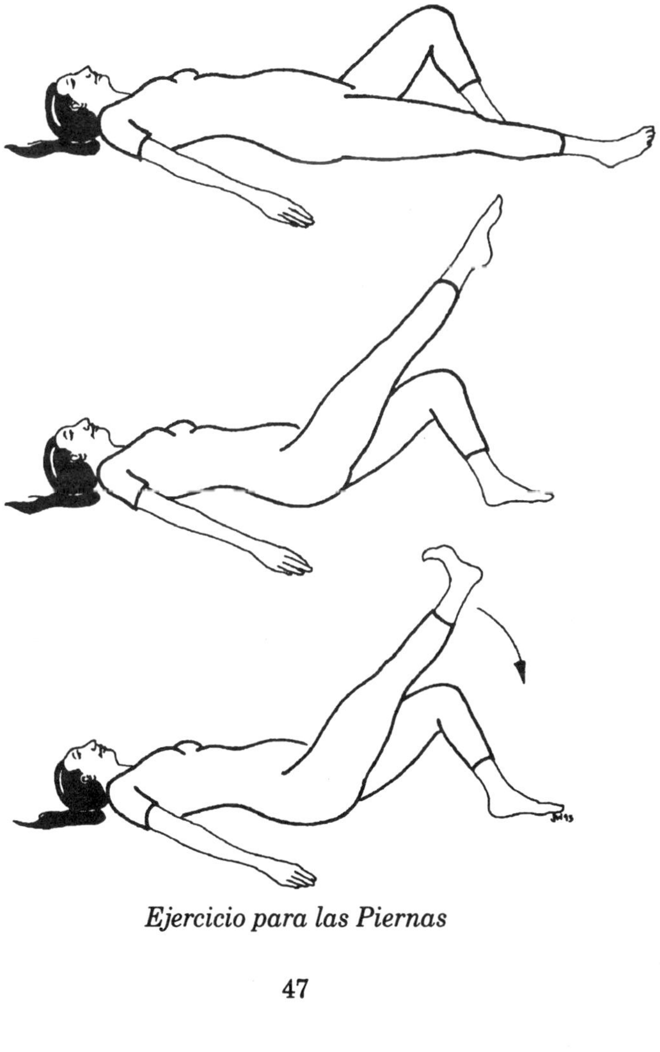

Ejercicio para las Piernas

La Postura—La postura durante el embarazo es importante sobre todo al caminar o estar parada. El peso del embarazo se concentra en el abdomen y hacia enfrente haciendo que la curvatura de la parte baja de la columna vertebral sea más pronunciada, lo cual sea quizás la causa del dolor de espalda tan frecuente en el embarazo. La gestante debe mantener una posición recta al estar sentada o al caminar para disminuir esa curvatura.

Posición para Descansar—La mejor posición para descansar es acostada, poniendo una almohada abajo de la cabeza y otra bajo las rodillas. Durante el último trimestre es mejor acostarse sobre el lado izquierdo con una almohada en la espalda y otra entre las rodillas. Para levantarse, ruédese suavemente sobre su abdomen para deslizarse de la cama sobre sus rodillas.

Posición para Levantar Objetos—Flexione las piernas, aproxímese al objeto lo más que pueda y deje que las piernas hagan la fuerza, nunca con la espalda inclinada hacia delante. Tampoco levante objetos con los brazos más arriba de sus hombros o más abajo de la cintura.

Posición para Sentarse—Use sillas derechas y firmes, evite sillones suaves en los que el cuerpo se hunde. Descanse los pies en un banquillo de manera que las rodillas queden más arriba que su pelvis. Esta posición relaja los músculos de la espalda.

PERINATOLOGIA

La aceptación del feto como paciente al cual es posible diagnosticar y tratar, ha generado un alud de información sobre el desarrollo humano antes del nacimiento y la creación de un grupo de especialistas interesados en el feto humano y el recién nacido. A esta especialidad que combina ciertos aspectos de la obstetricia y la pediatría se le ha llamado Perinatología, la cual utiliza una variedad de técnicas modernas con el objeto de mejorar la salud del feto y del bebé al nacimiento.

Estas técnicas incluyen la amniocentesis, fetoscopía, ultrasonido, análisis químicos en la sangre materna, pruebas de monitoreo fetal, etc..... Información proveniente de estos procedimientos facilita la evaluación de su bebé antes de que nazca.

Líquido Amniótico—Durante el embarazo, el bebé flota en un medio llamado líquido amniótico, cuyas funciones entre otras, son el mantener al producto bajo cierta temperatura, servir como "amortiguador" para absorber posibles golpes, pemitir movilidad al feto y por su contenido en proteínas, provee al feto de elementos nutricionales. El líquido amniótico también contiene células que se desprenden del cuerpo fetal, las que pueden ser estudiadas genéticamente.

Amniocentesis—Es un procedimiento médico que consiste en obtener líquido amniótico mediante una fina aguja que se introduce a través del abdomen materno atravezando la pared uterina hasta alcanzar la cavidad amniótica. Este procedimiento hace posible la identificación de bebés que presentan ciertas enfermedades hereditarias, evalúa la madurez de los pulmones fetales en casos en que se anticipa un parto prematuro y en ciertos casos, permite dar tratamiento médico al feto antes del nacimiento. Antes de la amniocentesis, el útero, la placenta y el feto se localizan por medio del ultrasonido, se establece la edad del embarazo y se descarta la posibilidad de un embarazo gemelar.

El abdomen materno se limpia con una solución antiséptica y se anestesia la piel; bajo la guía de la imagen ultrasónica que evita la posibilidad de lesionar la placenta o al feto, se introduce la aguja que mide generalmente seis pulgadas de longitud en la cavidad del útero y mediante una jeringa conectada a esta aguja, se aspira el líquido amniótico para posteriormente enviarlo al laboratorio para su análisis. En algunos casos, más de una amniocentesis es necesaria. Se cree que en el 1% de las amniocentesis pueden ocurrir complicaciones menores como sangrado vaginal, salida de líquido amniótico por la vagina, cólicos tipo menstrual y en ocasiones la presencia de una pequeña cicatriz en el feto causada por la aguja empleada. Complicaciones serias también pueden presentarse aunque en un porcentaje menor y entre estas, se incluyen el aborto espontáneo, sangrado materno durante el parto o lesiones fetales.

Para los padres el lapso de espera por el diagnóstico que puede tomar de dos a cuatro semanas, es motivo de ansiedad; sin embargo, esto no se compara a la sensación de tranquilidad que ofrece el saber que el producto se encuentra en condiciones saludables y que ciertas anormalidades han sido descartadas.

Amniocentesis, Indicaciones:

a). **Problemas de Rh**—Enfermedades relacionadas al Rh, ocurren en embarazos en los cuales el tipo de sangre de la mamá es Rh negativo y el del padre es Rh positivo. El problema puede presentarse cuando la madre recibe en su circulación sanguínea células rojas provenientes de un bebé que ha heredado el Rh positivo de su padre, el cuerpo materno reacciona a estas células extrañas a su organismo, produciendo anticuerpos, los que persisten en su sistema y si en el siguiente embarazo, el feto es otra vez Rh positivo estos anticuerpos cruzan la placenta causando la destrucción de las células rojas fetales y provocando una anemia severa al feto. Mediante el estudio del líquido amniótico su doctor puede determinar el grado de anemia fetal y elaborar un plan de tratamiento.

b). **Membrana Hialina**—Enfermedad relacionada a los pulmones de bebés prematuros que puede causar la muerte por insuficiencia respiratoria y que se debe a la presencia de una substancia que se forma cn cl tcjido pulmonar y que bloquea la oxigenación, su causa se desconoce. El estudio del líquido amniótico puede identificar a los bebés en riesgo de nacer con este problema en casos en que exista la necesidad de inducir el parto antes del tiempo normal de embarazo.

c). **Estudios Genéticos**—La aminocentesis es de gran valor en el diagnóstico prenatal de defectos congénitos relacionados al número de cromosomas. Anteriormente se mencionó que las células humanas a excepción del óvulo y las células espermáticas, contienen 46 cromosomas. Defectos congénitos serios están asociados a la alteración en el número de cromosomas, el más común es el llamado mongolismo o síndrome de Down, relacionado a la presencia de un cromosoma extra, el cual puede provenir del padre o de la madre.

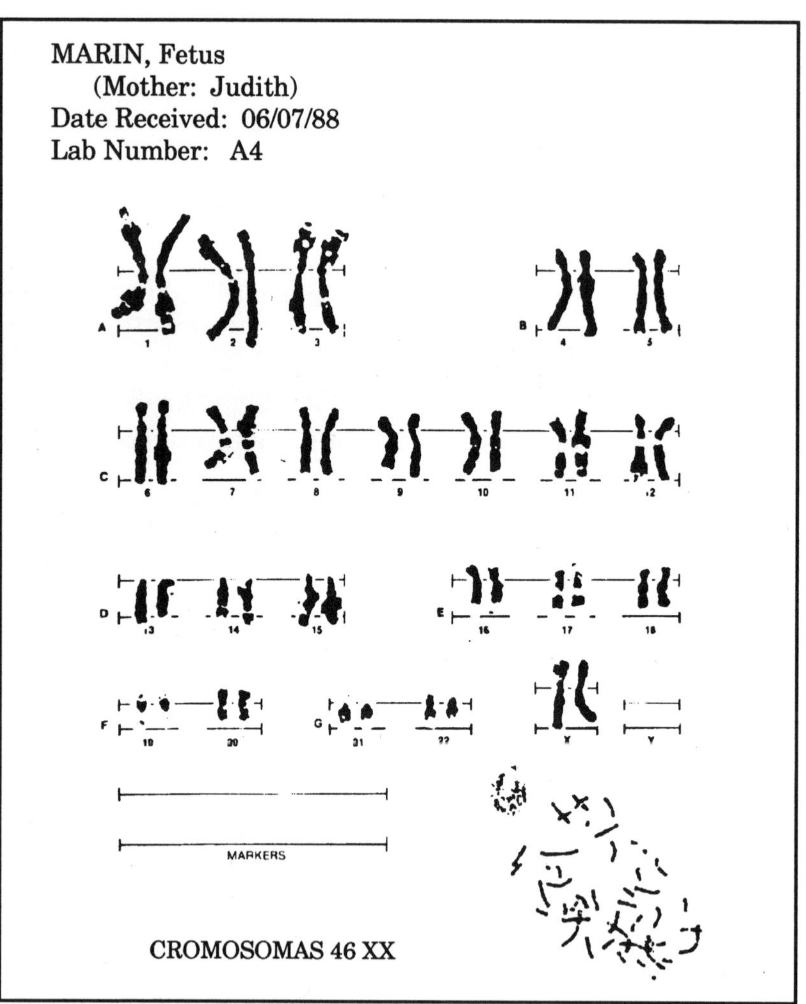

Cromosomas de Feto Femenino (Bianca)

d). **Edad Materna**—La amniocentesis se recomienda a las gestantes mayores de 35 años, ya que el riesgo de tener un bebé afectado por el síndrome de Down es de aproximadamente un caso por cada 300 embarazos y uno por cada 100 a los 40 años, y esta cifra se eleva a un caso por cada 40 embarazos en pacientes embarazadas cuya edad es de 45 años o más. Los estudios genéticos utilizando líquido amniótico también se recomienda a parejas que ya hayan tenido un bebé con síndrome de Down, a portadores de enfermedades ligadas al sexo del producto, tales como la hemofilia en la que 50% de los varones pueden presentar la enfermedad y el otro 50% serán sanos, a portadores de otras enfermedades como Tay-Sachs, síndrome de Hurler, galactosemia, etc....

La amniocentesis también se recomienda a parejas que hayan tenido hijos con defectos en el sistema nervioso central como anencefalía, espina bífida, meningocele, etc...

(Siga a la página 55)

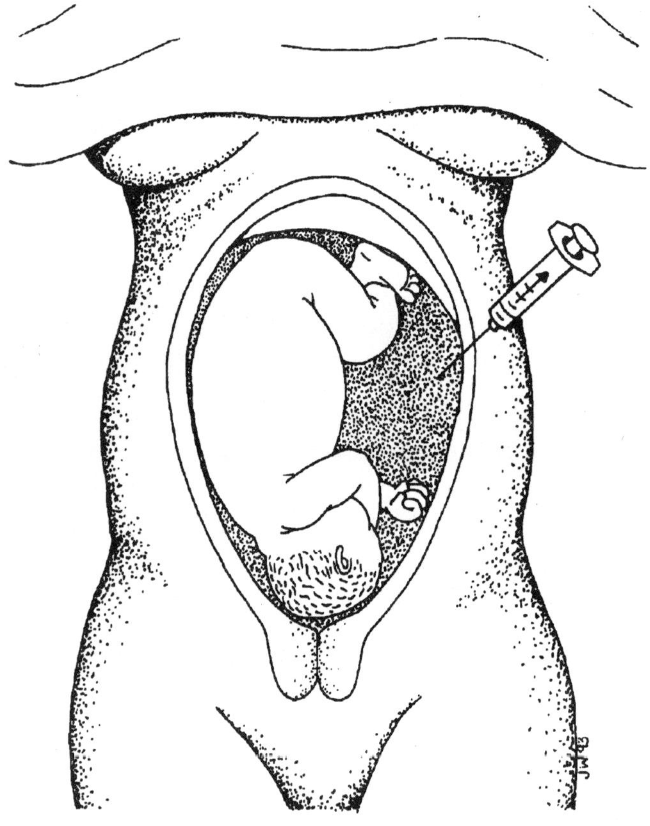

Amniocentesis

Biopsia Coriónica—La biopsia del corión es un procedimiento indoloro que se puede llevar a cabo desde la quinta semana de embarazo y se basa en la inserción de un catéter en la cavidad uterina a través de la vagina utilizando la imagen del ultrasonido como guía.

Este catéter se avanza hasta que el extremo dístal se coloque entre la pared del útero y el corión, que es la capa de tejido que rodea al embrión durante los primeros dos meses y después se convierte en placenta. Por medio de una jeringa conectada al catéter, se aspira una mínima porción de tejido coriónico, el cual es genéticamente igual al embrión. Análisis de este tejido determina la arquitectura genética del producto y el resultado de este análisis es cuestión de días disminuyendo así el largo período de ansiedad que toma el obtener los resultados de una amniocentesis.

En la actualidad, sólo un número contado de centros médicos en el país tienen la capacidad técnica para realizar este procedimiento. El riesgo de aborto después de una biopsia coriónica es de aproximadamente 1.5%.

Monitoreo Fetal—Esta técnica se utiliza antes o durante el trabajo de parto o labor. Tiene como propósito el monitoreo del latido cardíaco fetal en relación al suplemento de oxígeno.

Sabemos que la frecuencia del latido cardíaco fetal refleja la adecuada o no oxigenación del feto, lo que depende de una buena función y oxigenación de la placenta. Durante la contracción uterina, se corta brevemente la circulación sanguínea a la placenta, esto hace que durante este momento, el feto sólo utilice el oxígeno que estaba en la placenta antes de la contracción. Si la función placentaria está alterada por alguna razón y el feto se encuentra en un estado de oxigenación disminuída, esto se reflejará en una disminución en la frecuencia del latido cardíaco fetal o bradicardia.

Monitoreo Fetal Externo— Esta técnica se utiliza para evaluar la condición del feto principalmente antes del trabajo de parto. Se basa en registrar las contracciones uterinas y el latido fetal en un período de tiempo. La contracción uterina es detectada por un dispositivo sensible a la presión, el cual es colocado sobre el abdomen de la madre y que transmite una señal eléctrica que queda impresa a manera de curva sobre un papel. La frecuencia del latido cardíaco fetal se capta mediante un aparato de ultrasonido colocado también sobre el abdomen materno.

Los cambios en la frecuencia cardíaca durante la contracción uterina son interpretados por el obstetra para determinar el estado de salud fetal.

Monitoreo Fetal Interno—Para registrar las contracciones uterinas se utiliza un catéter que introducido en el útero mide la frecuencia y la intensidad de las contracciones. El latido fetal se registra por medio de un fino alambre (electrodo) conectado generalmente a la cabecita del bebé y que capta los impulsos generados por el corazón fetal. En la gran mayoría de las instituciones en los Estados Unidos el monitoreo fetal durante el trabajo de parto se ha convertido en un procedimiento de rutina.

Esta técnica ha facilitado predecir con un aceptable grado de certeza situaciones de peligro para el feto y permitido salvar vidas de fetos que en el pasado no había manera de sospechar que se encontraban con problemas durante su vida intrauterina.

Cuando el monitoreo fetal detecta un problema serio en el feto, su evaluación durante el trabajo de parto también en ocasiones incluye el muestreo de sangre fetal para determinar químicamente el balance ácido-base del producto o prueba de Ph. El laboratorio entonces confirma o no el sufrimiento fetal señalado por el monitor y si el alumbramiento no es inminente, se procederá a una cesárea de emergencia.

La mayoría de las salas obstétricas han incrementado su número de alumbramientos por cesárea cuando se usa el monitor fetal. Sin embargo, no está claro si en verdad existe relación alguna. Se cree que el monitoreo fetal en casos de embarazos de poco riesgo no es realmente benéfico ni necesario; sin embargo, en embarazos con cierto riesgo sí ha disminuído de manera importante la morbilidad y mortalidad de los recién nacidos . Algunos centros orientados de manera diferente, han interpretado al monitoreo fetal como una intrusión de la alta tecnología en los procesos naturales como son el trabajo de parto y el alumbramiento. En los Estados Unidos el problema médico - legal existente ha prácticamente obligado al obstetra al uso rutinario del monitor fetal, ya que en casos de demanda por negligencia médica, la corte asume que su uso es parte de un cuidado médico apropiado.

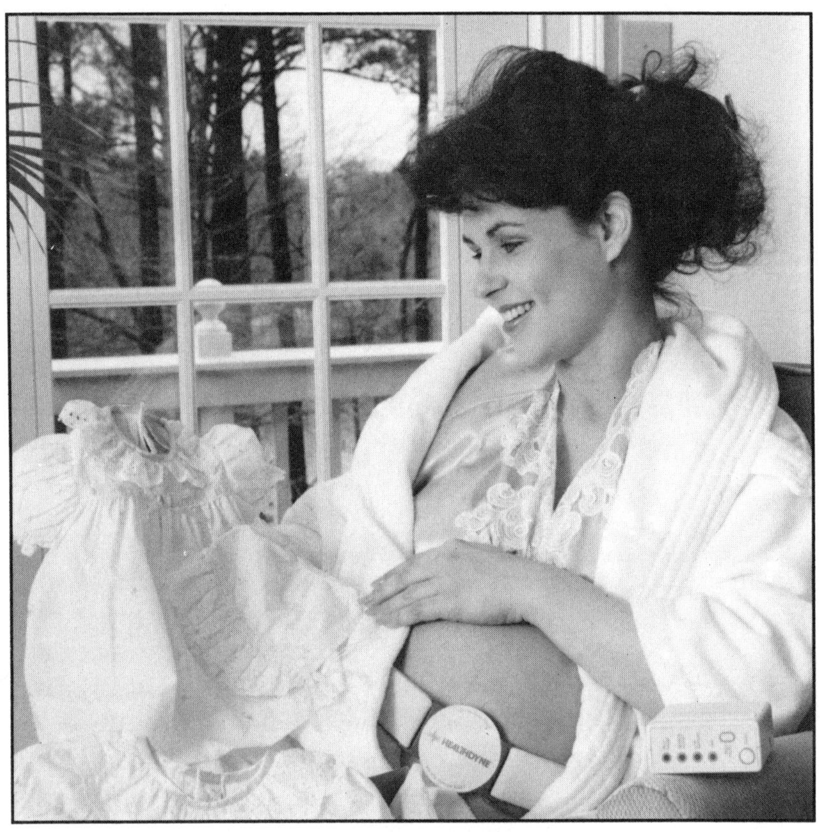

Monitor Externo

(Photo courtesy Healthdyne Company)

Prueba sin Estrés—Es una prueba de evaluación fetal utilizada en embarazos de poco riesgo, se basa en que la frecuencia del latido cardíaco de un feto sano se incrementa en respuesta al movimiento del feto en el útero.

Un aumento en la frecuencia de cuando menos 15 latidos por minuto, con una duración de 10 segundos es considerada como una respuesta adecuada.

Prueba de Estrés—Se lleva a cabo en fetos que no han tenido una respuesta adecuada a la prueba sin estrés. Toma de una a dos horas para obtener resultados y se basa en la observación del latido cardíaco fetal durante las contracciones uterinas, si estas no se presentan entonces se provocan mediante la estimulación de los pezones o la administración de pitocín bajo observación estricta. Se requieren cuando menos tres contracciones en un lapso de 10 minutos con una duración de 40 a 60 segundos cada una. Si el latido cardíaco disminuye durante un 50% de las contracciones esto es considerado como una respuesta anormal.

Ultrasonido—Es una técnica de imagen que hace posible visualizar un embarazo a partir de los dos meses en adelante, se considera dentro de la obstetricia como el avance técnico de más importancia en los últimos años.

El ultrasonido utiliza ondas de sonido de alta frecuencia, las cuales se reflejan en el objeto estudiado, creando una imagen captada por una pantalla. Esta imagen puede ser del útero, de la placenta, del feto o de alguno de sus órganos; también

(Siga a la página 61)

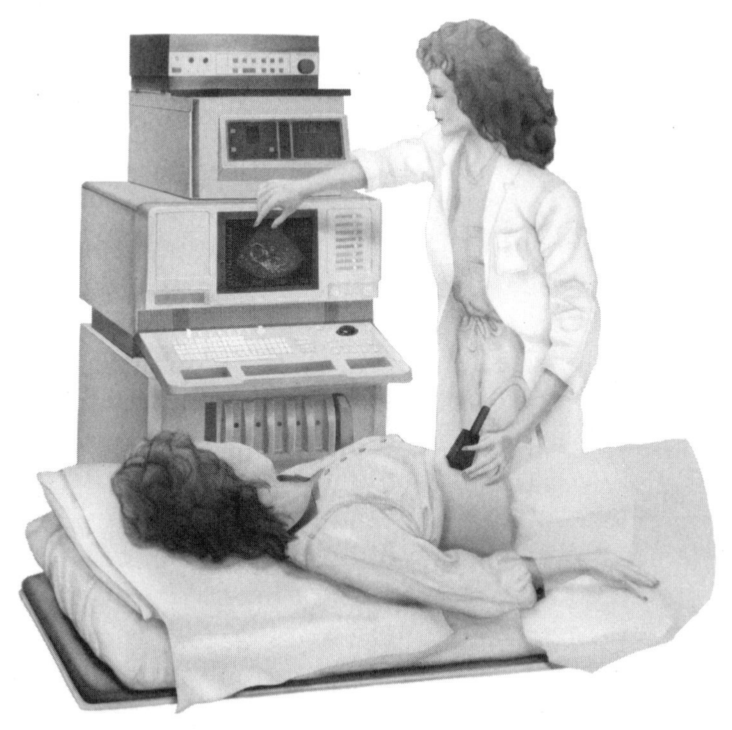

Ultrasonido
(Photo courtesy Berlex Laboratories)

es posible obtener fotografías, las cuales son interpretadas por un médico con entrenamiento especial en esta técnica. El ultrasonido se utiliza para identificar y localizar un embarazo, descartar la posibilidad de un embarazo gemelar, establecer la duración del embarazo, determinar el crecimiento normal del feto durante la gestación, detectar anormalidades congénitas fetales, problemas asociados con el líquido amniótico o la placenta y diagnosticar la presencia de masas tumorales como fibromas o quistes de ovario que pueden estar presentes durante el embarazo.

Para llevar a cabo este exámen, se requiere que la madre beba una cantidad moderada de líquido para llenar la vejiga y de esta manera obtener una mejor imagen. Quizás esta sea la única incomodidad que se experimente durante la ultrasonografía. Con la paciente acostada en su espalda, se expone el abdomen desde las costillas hasta el pubis y se cubre con aceite mineral, con el objeto de que el "transducer" se deslize con facilidad por toda la superficie abdominal y para que las ondas de sonido penetren el cuerpo más fácilmente.

El transmisor obtiene las imágenes necesarias para poder hacer un diagnóstico correcto. En los años en que se ha utilizado el ultrasonido, no se han reportado complicaciones o daño a la madre o al producto; sin embargo, se recomienda discreción en cuanto a su uso, ya que aún se considera esta técnica como nueva.

Fetoscopía—Recientemente se ha creado un instrumento llamado fetoscopio, que permite observar al feto y a la placenta de manera directa para detectar anormalidades y obtener muestras de sangre proveniente del feto o de la placenta. Este procedimiento aún es considerado como experimental tiene riesgos y muchas limitaciones.

Determinación Hormonal y de Enzimas—Durante el embarazo, el feto, la placenta y la madre producen ciertas substancias químicas llamadas hormonas o enzimas. La determinación de estas substancias ayuda a evaluar el estado de salud fetal sobre todo en embarazos complicados por presión sanguínea alta, diabetes, postmadurez, etc.....

Muestreo de Sangre Fetal—Usando una aguja calibre 25 y bajo la guía del ultrasonido, se punciona la vena o arteria umbilical en su inserción en la placenta. Esta técnica está sustituyendo a la fetoscopía como método de elección para la obtención de sangre fetal.

CAPITULO II

Labor y Parto Parto Psicoprofiláctico

PSICOPROFILAXIS

Este método se originó en la Unión Soviética y se basa en la teoría de J. P. Pavlov sobre los reflejos condicionados. La gestante aprende técnicas de respiración y relajación, las cuales mediante la práctica diaria se convierten en respuestas condicionadas que permiten a la parturienta tener control sobre el trabajo de parto; además, parte del programa psicoprofiláctico es el aprender la información correcta sobre lo que es "labor" y de esta manera desprenderse de los mitos existentes por generaciones. Mediante este tipo de "acondicionamiento" es posible experimentar el trabajo de parto sin la necesidad de analgésicos o anestesias. La técnica de respiración no abate el dolor pero sí aumenta en la paciente la tolerancia a éste, ya que le permite concentrarse en el método desviando la atención de la parturienta al estrés de las contracciones.

El método psicoprofiláctico es frecuentemente usado en latinoamérica desde el año 1956, fecha en que el Papa

Pío XII dió su aprobación. En Estados Unidos tomó más tiempo en hacerse popular, pero en la actualidad, en la mayoría de las instituciones hospitalarias se ofrece este método a las parejas interesadas, permitiendo así que el esposo y la esposa compartan y participen juntos en el proceso completo del "alumbramiento".

Técnicas Respiratorias—Las técnicas respiratorias se emplean una vez que se hace difícil el continuar con las actividades normales diarias como el caminar, hablar, etc. durante la contracción. La manera de practicar es teniendo un asistente que dé la "señal" de inicio de una contracción. Al recibir la "señal", la gestante deberá empezar por relajarse con los ojos abiertos para buscar un punto de atención que puede ser un objeto en la pared o con los ojos cerrados empleando la imaginación. El punto o foco de atención es usado por la madre con el fin de distraer su atención. Una vez obtenida la relajación, se deberá empezar con una respiración que limpie los pulmones; ésta consiste en una inspiración profunda por la nariz, la cual se exhala de manera lenta pero forzada por la boca; al término de la contracción, se repite la maniobra. El uso adecuado de las técnicas respiratorias permite una mayor cantidad de oxígeno disponible para la madre y el feto.

Respiración Lenta Abdominal—Frecuentemente al inicio del trabajo de parto, las actividades rutinarias se pueden desempeñar sin problema alguno; a medida que las contracciones progresan en intensidad y frecuencia es necesario el empleo de la relajación y las técnicas respiratorias.

El primer tipo de respiración que se usa es la de frecuencia lenta, similar a la de una persona que se encuentra dormida y consiste de una inspiración profunda por la nariz llenando los pulmones para luego expulsar el aire por la boca con los labios parcialmente abiertos de la misma manera como cuando queremos enfriar la sopa. Durante esta respiración, los ojos se pueden mantener abiertos o cerrados según sea su preferencia, pero siempre usando un punto de referencia para la contracción. Tome aire por la nariz hasta la cuenta de 3 ó 4 y reténgalo entre el pecho y abdomen como si estuviera inflando su brassiere o sostén. Exhale otra vez por entre los labios soplando suavemente hasta la cuenta de 3 ó 4. Durante la inspiración el abdomen debe de "elevarse" y durante la expiración o expulsión del aire déjelo caer "hasta el suelo". Repita esta maniobra de 6 a 9 veces por minuto continuando con ella mientras sea posible.

Respiración Superficial (Rápido - Despacio, Ji, Ji)— Este tipo de respiración superficial es utilizada frecuentemente durante la fase moderada de un trabajo de parto activo. La técnica empleada es a través de la boca. El ciclo respiratorio se inicia con una inspiración profunda con los ojos cerrados o abiertos, exhale el aire limpiando sus pulmones completamente y relajándose al mismo tiempo. Manténgase respirando a un ritmo semilento hasta donde sea posible; a medida que sube la intensidad de la contracción, ponga la lengua entre sus dientes y empiece a respirar hacia adentro y afuera usando exhalaciones e inhalaciones cortas y a la vez emitiendo un sonido similar a "Jii, Jii". Es importante el mantener la maniobra respiratoria en la parte alta de la garganta, si usted lo hace bien, podrá observar el movimiento en el cuello. (Imagínese un perrito con sed). Al llegar la contracción a su máxima intensidad acelere el ritmo respiratorio y disminúyalo a medida que sienta que el dolor se aleja volviendo una vez más a un ritmo semilento hasta que la contracción desaparezca. Termine el ciclo con una repiración profunda similar a la que usó al principio y aproveche el lapso entre una y otra contracción para relajarse completamente.

Respiración como un Trenecito—Es una forma de respiración que genera un sonido similar al de un tren, se utiliza durante la fase activa del trabajo de parto, la técnica combina el uso de la boca y la nariz. Se comienza con una respiración profunda para limpiar los pulmones relajándose al mismo tiempo, inhale a través de la nariz expandiendo el tórax, expulse el aire súbitamente por entre sus labios emitiendo un sonido como "chu" 3 veces como simulando un tren. Continúe repitiendo el proceso hasta el final de la contracción. Termine el ciclo con una respiración profunda hacia adentro y afuera, reláјese y descanse...

Jadeando y Soplando—Este tipo de respiración se utiliza durante la fase llamada de transición; es una respiración que puede cansar a la parturienta por lo cual no se debe usar al principio de la "labor". Inicie el ciclo con una inspiración profunda, continúe respirando superficialmente pero de manera lenta hasta que la intensidad de la contracción lo permita. Al llegar el dolor a su máxima intensidad, jadee dos veces y sople, vuelva a tomar aire por la boca y exhale jadeando otras dos veces en corto tiempo, termine soplando por entre los labios como "enfriando la sopa". Esta técnica de jadear y soplar es muy efectiva para evitar el deseo de pujar antes de que el cuello uterino o cervix esté completamente dilatado.

Una vez que la contracción se está alejando, vuelva a respirar lentamente y de manera gradual más superficialmente. Al término de la contracción respire profundamente y descanse. Es muy importante que su asistente durante el trabajo de parto esté atento al ritmo de este tipo de respiración ya que si no se hace bien, puede provocar un estado de hiperventilación.

Respirando y Pujando—Una vez que el obstetra determina que el cuello está completamente borrado y dilatado usted podrá empezar a pujar. Recuerde, el pujo solamente es efectivo durante la contracción. Empiece con dos respiraciones cortas hacia adentro y afuera, después, inhale profundamente llenando sus pulmones, sin soltar el aire tome sus rodillas con ambas manos jalándolas hacia arriba y afuera manteniendo las piernas y los pies relajados, puje hacia abajo (como si estuviera sentada en la taza de baño) ayudándose con el diafragma y los músculos de la parte alta del abdomen. Mantenga el pujo hasta la cuenta de diez, al terminar sople rápidamente todo el aire y vuelva a llenar sus pulmones, puje otra vez hasta la cuenta de diez o hasta el final de la contracción.

Al tiempo en que la cabeza está siendo expulsada, su doctor le aconsejará que no puje más a pesar de que usted sienta la urgencia de hacerlo, esto se puede evitar jadeando o soplando hasta que el doctor le vuelva a indicar que puede pujar.

Effleurage—Effleurage es un tipo de masaje delicado que se puede usar durante el trabajo de parto para disminuir la tensión en ciertas áreas como el abdomen, las piernas, la parte baja de la espalda y las caderas. Con las manos semi-cerradas coloque la yema de los dedos en la parte baja del abdomen, mueva sus manos lateralmente durante la inspiración y hacia abajo y al centro al exhalar; es importante mantener las manos relajadas.

LABOR Y PARTO

El trabajo de parto o labor se divide en tres etapas. La primera etapa se inicia con la dilatación del cervix o cuello uterino y termina con la dilatación completa de éste. Durante el embarazo el cuello de la matriz sufre cambios en preparación para el parto, se adelgaza y se acorta, (borramiento) esto permite que las contracciones uterinas abran el canal del cervix para facilitar el paso de la cabeza fetal (dilatación). La dilatación completa es cuando el cervix se ha abierto aproximadamente 10 centímetros. Frecuentemente el cervix se encuentra parcialmente dilatado aún antes de que se inicie el trabajo de parto, particularmente esto ocurre durante el primer embarazo.

La segunda etapa de labor comprende desde la dilatación completa del cuello o cervix hasta el alumbramiento o nacimiento del bebé. La tercera etapa es la expulsión de la placenta.

Por labor o trabajo de parto se entiende la presencia de contracciones uterinas, las cuales ocurren de manera regular y que provocan la dilatación progresiva del cervix. Durante la última parte del embarazo, la gestante puede sentir contracciones similares a "cólicos menstruales", que causan que el abdomen se ponga tenso. Estas contracciones se presentan de manera irregular, varían en intensidad y frecuencia, y a menudo desaparecen al haber un cambio de posición o actividad. Estas contracciones son conocidas como contracciones de Braxton Hicks, en honor al doctor que las describió. Dichas contracciones representan lo que se conoce como labor "falsa". Por otro lado, un trabajo de parto verdadero implica la presencia de contracciones que paulatinamente van aumentando en intensidad, frecuencia y duración; son regulares y dilatan al cuello uterino. A menudo el trabajo de parto es anunciado por la pérdida del tapón mucoso o la salida de una mucosidad sanguinolenta por la vagina, la cual puede ser observada en la toalla sanitaria. En otras ocasiones, antes del comienzo del trabajo de parto se rompen las membranas o "fuente" y líquido amniótico en cantidad variable es expulsado a través del canal vaginal, esto a veces es confundido por la paciente como orina. Una vez rota la fuente, la matriz y el feto están en riesgo de contraer una infección. Cuando esta situación se presenta, se recomienda notificar al médico inmediatamente.

El progreso del trabajo de parto o labor es evaluado periódicamente por el doctor mediante un examen vaginal para palpar el cuello uterino y tener idea del adelgazamiento (borramiento) y de la dilatación, la cual se mide en centímetros. Además, por el tacto vaginal se evalúa también la localización del bebé en el canal del parto tomando en cuenta la parte fetal más anterior, generalmente la cabeza, en relación a la parte central de la pelvis materna, a esto se le llama "estación"; cuando la cabeza ha alcanzado la parte central de la pelvis materna se dice que se encuentra "encajada" y equivale a la estación cero; cuando se encuentra por arriba de ese punto, la localización se describe según los centímetros y de manera "negativa" como estación menos uno, menos dos, etc... Sin embargo, cuando la cabeza fetal está por abajo de la parte media de la pelvis la localización o estación será descrita como "positiva" más uno, más dos, etc.. Cuando la cabeza se hace visible por la vagina la estación se reporta como "más tres".

Durante el tacto vaginal se puede palpar la cabeza fetal, la cual puede presentar lo que se conoce como "moldeamiento", que es la adaptación de la forma de la cabeza a la arquitectura del canal del parto o pelvis materna, específicamente, el moldeamiento es un proceso de alargamiento de la cabeza fetal, que es posible en virtud de que los huesos del cráneo no se encuentran unidos de manera permanente como en el adulto. Al nacimiento, el bebé puede presentar la cabeza "moldeada" a manera de cono o barquillo, lo cual no debe ser motivo de preocupación, ya que a los pocos días estos cambios desaparecen.

La primera etapa del trabajo de parto se divide en fase latente y fase activa. La fase latente puede durar de 10 a 20 horas, las contracciones tienen una frecuencia de 5 a 30 minutos y una duración de 15 a 40 segundos; estas contracciones son descritas por las parturientas como cólicos moderados, sensación de presión, gas, dolor de espalda o cintura, etc... Durante la fase activa las contracciones se presentan aproximadamente cada 2 a 3 minutos, son de mayor intensidad y con una duración de aproximadamente 40 a 90 segundos. Al completarse la dilatación del cuello, (segunda etapa) se presenta una sensación de presión en el área vaginal y rectal, lo cual provoca el reflejo de "pujo" que va en aumento a medida que la cabeza desciende a la región perineal para poder ser vista a la entrada de la vagina, lo que se describe como "coronando"; es en este momento que el obstetra en ocasiones hace un corte quirúrgico entre la vagina y el recto (episiotomía) para facilitar el paso de la cabeza de una manera atraumática, evitando así la laceración de los músculos de la vagina, vulva y recto. Una vez que la cabeza está afuera del canal vaginal, se procede a succionar las secreciones que se acumulan en la nariz y boca del bebé, el resto del cuerpo se desliza hacia afuera y se corta el cordón umbilical. En este punto el recién nacido empieza a llorar inmediatamente y se establece la respiración.

Durante la tercera etapa y después del nacimiento del bebé, el útero continúa contrayéndose, disminuye de tamaño y las paredes de la matriz se engrosan reduciendo

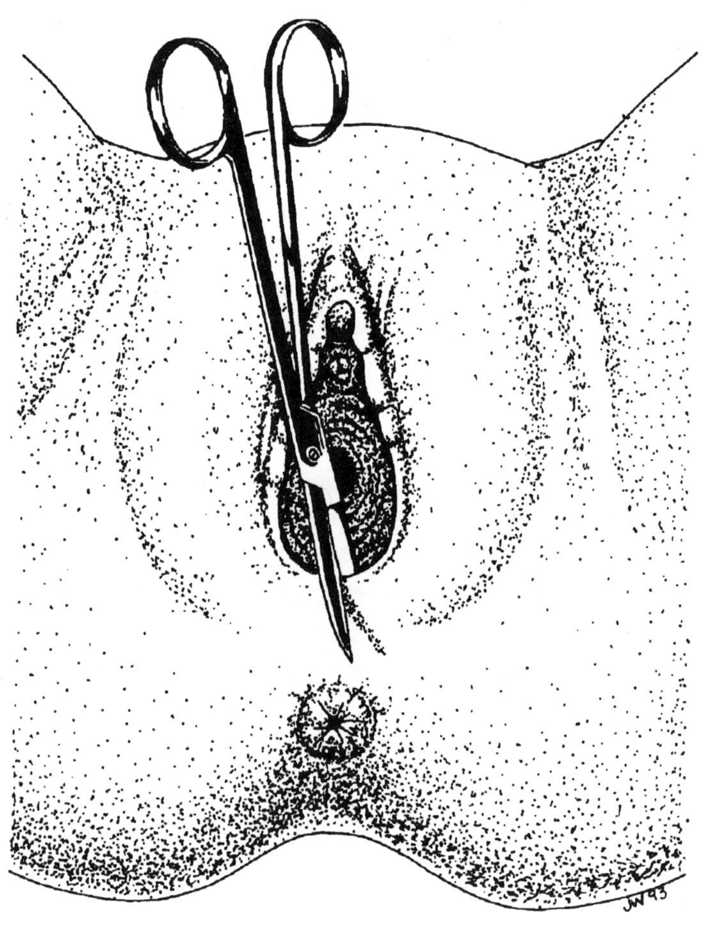

Episiotomía

así la superficie a la cual la placenta se encontraba adherida, desprendiéndose ésta para ser expulsada a través de la vagina; inmediatamente después se observa un sangrado, el cual es controlado por el útero contraído y el cierre de los vasos sanguíneos que irrigaban la placenta.

Cada parturienta tiene su trabajo de parto individual, es por esto que se han descrito diferentes patrones de labor como los descritos por la partera Peggy Spindel:

1. Algunas parturientas progresan muy lentamente durante la fase temprana del trabajo de parto para después en la fase activa progresar rápidamente, esto se considera como normal.

2. Otras pacientes se encuentran en un estado de tensión "resistiendo" las contracciones más intensas que ocurren de los 4 a 5 centímetros retardando así la dilatación. Estas pacientes cuando se relajan facilitan la dilatación.

3. En algunas pacientes, el progreso se observa no de manera contínua sino más bien a pasos o estadíos descansando y recuperándose periódicamente.

4. Existen otros casos en que la dilatación se ha llevado a cabo rápidamente; sin embargo, la parturienta al sentir la presión en el área recto-genital, se pone tensa y contrae los músculos del área genital resistiendo al descenso de la cabeza y al pujo retardando el nacimiento.

5. A otras pacientes no se les nota cuando están en trabajo de parto y es difícil saber el patrón de sus contracciones, por lo cual hay que examinarlas periódicamente. Por lo general, estas pacientes tienen una labor fácil y la dilatación es rápida.

6. También se presentan otras situaciones en las cuales el trabajo de parto se interrumpe, las contracciones se suspenden y no hay progreso en la dilatación; en estos casos es necesaria la administración de pitocín para estimular las contracciones.

Preparación de la Paciente en Trabajo de Parto—A la paciente que es admitida a la sala de labor se le prepara de manera que se sienta lo más cómoda posible, si está acalorada, no se siente limpia y no se ha bañado, siempre y cuando el parto no sea inminente, se le puede sugerir una ducha que a veces es muy refrescante, si se encuentra estreñida, se puede administrar un enema. El vello del pubis raramente se rasura, se sabe que su presencia no está relacionada a la incidencia de infecciones post-partum.

Líquidos y Alimentos—La razón por la cual se recomienda que la paciente en trabajo de parto se abstenga de ingerir alimentos y bebidas es que en caso de emergencia que amerite anestesia general existe el peligro de que durante la inducción de la anestesia la paciente puede vomitar y aspirar todo ese contenido gástrico a sus pulmones, dando lugar a una pulmonía de tipo químico tan seria que en ocasiones resulta en la muerte. Es por esto que en la mayoría de los hospitales la hidratación de la paciente en labor se hace a base de sueros o soluciones endovenosas aunque en ocasiones se permite masticar porciones de hielo frappé o pequeños sorbos de agua fresca entre contracción y contracción. Algunos obstetras y parteras creen que la administración de líquidos por vía endovenosa durante el trabajo de parto limita a la paciente el movimiento y hace el proceso de alumbramiento menos natural.

Posición Materna durante la Labor—La posición durante el trabajo de parto debe estar orientada a ofrecer la mayor comodidad a la mamá y al mismo tiempo asegurar el bienestar del feto. Se recomienda por ejemplo, evitar estar acostada sobre la espalda, ya que en esta posición la matriz hace presión sobre los grandes vasos sanguíneos como son la vena cava y la arteria aorta, provocando la caída en la presión arterial materna y una disminución en el flujo sanguíneo placentario. Algunas pacientes prefieren caminar durante la fase latente del trabajo de parto. Esta actividad no pone en peligro al feto y en ocasiones acelera la primera etapa de la labor. Durante la fase activa se recomienda el reposo en cama sobre el lado izquierdo, esta posición evita la hipotensión arterial y permite el monitoreo fetal de manera continua.

Posición Materna durante el Alumbramiento—Generalmente en la sala de expulsión se utiliza la llamada posición ginecológica con una ligera inclinación de la mesa hacia el lado izquierdo para evitar la presión del útero sobre la vena cava, esta posición ofrece al obstetra un fácil acceso y exposición a la región perineal. En algunos centros hospitalarios se cuenta con habitaciones para partos psicoprofilácticos en donde la labor y la expulsión se llevan a cabo en el mismo cuarto sin necesidad de mover a la paciente a la sala de expulsión. En estas habitaciones, las pacientes pueden pujar y dar a luz en diferentes posiciones, ya sea de lado, sentadas o en "cuclillas".

Una vez que la paciente se encuentra en posición ginecológica sobre la mesa de partos, el área perineal se prepara con una solución antiséptica para evitar la contaminación del canal vaginal con la materia fecal materna; si la episiotomía es necesaria, se administra anestesia local como la lidocaína y en ocasiones se hace un bloqueo pudendo.

Parto con Fórceps o con Extractor por Succión— El fórceps es un instrumento de metal con múltiples formas que a manera de pinzas con hojas desarticulables está diseñado para extraer la cabeza fetal del canal vaginal en casos en que la parturienta esté imposibilitada para expulsar al bebé mediante el pujo y también en casos en que se requiera el nacimiento inmediato debido a sufrimiento fetal. El fórceps se usa cuando la cabeza es visible en el canal vaginal, existe una dilatación completa del cuello y las membranas o "fuente" se han roto. El extractor por succión también se emplea para extraer la cabeza fetal. Se trata de un instrumento que presenta una especie de "copa", la que se adhiere a la cabeza fetal mediante un sistema de succión, esta copa tiene una base, la cual sirve al obstetra para ejercer cierto grado de tracción sobre la cabeza y de esta manera extraerla del canal del parto.

CESAREA

La operación cesárea es un procedimiento quirúrgico mediante el cual se extrae al feto a través de una incisión en el abdomen. Esta operación se ha utilizado desde el siglo XVII. Al presente, el porcentaje de nacimientos por operación cesárea es de aproximadamente un 20% y esto es debido a un mejor monitoreo fetal antes y durante el trabajo de parto, que identifica al feto que se encuentra en peligro y por este motivo, el nacimiento se debe efectuar en un plazo breve.

Otra razón por la cual el número de cesáreas han aumentado es el hecho de que un gran número de pacientes que han dado a luz por cesárea en su primer embarazo son sometidas a otra cesárea para evitar que la cicatriz en el útero se abra durante las contracciones, provocando un sangrado interno y poniendo en peligro al feto. Recientemente esta filosofía ha cambiado en algunas instituciones médicas en el país y en los casos en que no existen contraindicaciones se permite intentar el parto vaginal después de una cesárea siempre y cuando el trabajo de parto sea vigilado continuamente y la paciente se encuentre en un hospital en donde se pueda llevar a cabo una cesárea de emergencia en cuestión de minutos en casos en que se detecte la ruptura de la cicatriz uterina.

El parto vaginal es posible no sólo después de una cesárea sino de dos, y a veces hasta después de tres cesáreas. También existe otro factor que se considera importante en el aumento del número de nacimientos por cesárea y éste es el problema medico-legal; los doctores en ocasiones prefieren hacer una cesárea en lugar de permitir un trabajo de parto que ellos consideran como riesgozo y que puede dar origen a una demanda.

La operación cesárea se lleva a cabo bajo anestesia epidural o bloqueo espinal. La anestesia general se utiliza en casos de emergencia. La paciente se posiciona en la mesa de operaciones sobre su espalda con inclinación hacia el lado izquierdo para disminuir la presión del útero sobre la circulación materna. Se inserta un catéter en la vejiga para facilitar el drenaje de la orina, la piel del abdomen se limpia con soluciones antisépticas y se cubre a la paciente con sábanas quirúrgicas con excepción de la parte inferior del abdomen, lugar sobre el cual se hace la incisión. Todo el personal, anestesiólogo, obstetra, asistente, instrumentista y circulante, se viste con ropa especial para quirófano y con precauciones para campo estéril usando gorra, cubrebocas, guantes, etc.... En algunas instituciones se permite la entrada al esposo, el cual se sienta junto al anestesiólogo y cerca de la cabeza de la mamá, quien es capaz de conversar con el esposo durante la operación. Durante el procedimiento, la paciente siente presión, estiramiento de los tejidos y pequeños jalones pero por ningún motivo deberá sentir dolor, si esto ocurre, se le debe notificar inmediatamente al anestesiólogo.

El obstetra una vez que ha penetrado el abdomen hace una incisión transversal en la pared del útero, se aspira el líquido amniótico y extrae al bebé ayudándose de cierta presión que es ejercida en la parte superior del abdomen por el asistente para facilitar la salida del bebé, al cual se le succionan inmediatamente las secreciones presentes en la parte superior de sus vías respiratorias. La placenta se extrae con la mano y se ordena la administración de pitocín, substancia que provoca la contracción del útero con el objeto de disminuir la pérdida de sangre; en ocasiones también se administran antibióticos de manera profiláctica. Una vez hecho esto, se procede a cerrar la incisión uterina y el abdomen. Usualmente una cesárea toma de 30 a 45 minutos al fin de los cuales, la paciente es trasladada al cuarto de recuperación y el bebé a la sala de cunas para su evaluación de rutina; en la sala de recuperación, los signos vitales (presión, pulso, respiraciones, etc.) se obtienen frecuentemente.

Al día siguiente y bajo condiciones normales, el suero y el catéter de la vejiga se retiran, empieza la ambulación y la ingestión de una dieta ligera. Durante este tiempo, es necesario el empleo de analgésicos para tolerar el dolor causado por la cirugía. Generalmente del tercer a cuarto día las grapas o suturas son removidas de la piel y la mamá con el bebé es dada de alta con instrucciones específicas.

La operación cesárea se considera cirugía mayor, cuando es necesario llevarla a cabo, esto no debe tomarse como una derrota o falla por parte de la madre o del obstetra, lo verdaderamente importante es una mamá y su bebé en condiciones óptimas de salud.

Las indicaciones más comunes para una cesárea son las siguientes:

1. Mamá con pelvis pequeña que no permite el descenso normal del bebé.
2. El feto se encuentra en una posición anormal
3. El útero no se contrae adecuadamente
4. Cesárea previa
5. Tumores pélvicos
6. Sufrimiento fetal
7. Anormalidades de la placenta
8. Diabetes, preeclampsia o problemas de Rh.

Entre las complicaciones secundarias a una cesárea se mencionan las infecciones y la pérdida excesiva de sangre materna, afortunadamente estas complicaciones son en la actualidad tratadas de manera muy efectiva.

CAPITULO III

Después del Parto

EL RECIEN NACIDO

Inmediatamente después del parto, las condiciones de salud del bebé se evalúan utilizando la escala Apgar, que es un método de evaluación del recién nacido que permite a los pediatras decidir si es necesario aplicar medidas especiales de resucitación. Este método creado por la Doctora Virginia Apgar se basa en la calificación del uno al diez del recién nacido tomando en cuenta su apariencia o color, su pulso, su capacidad para gesticular o reflejo de irritabilidad, su actividad y su respiración. Esta evaluación se lleva a cabo al minuto y a los cinco minutos posteriores al nacimiento.

A continuación se consideran características físicas generales, las cuales varían con cada bebé.

Cabeza—Generalmente es grande en proporción al resto del cuerpo, durante los primeros dos o tres meses, se tambalea a menos que esté apoyada; su forma al nacimiento varía, puede ser redonda, ovalada, o en forma de cono. Algunos bebés pueden presentar pequeñas magulladuras e inflamación del cuero cabelludo al nacimiento. Recuerde, las partes blandas en la parte superior y posterior de la cabeza llamadas fontanelas, el color y la cantidad de cabello es variable.

Los Ojos—Al nacimiento casi siempre presentan un color azul-gris, el cual cambia a medida que el bebé crece; los párpados se observan inflamados. A pesar de que los recién nacidos ven, su capacidad para enfocar es limitada, la mejor distancia para la capacidad visual del bebé es la distancia entre el pecho y la cara de mamá.

Piel—La coloración de la piel varía entre rosa, azuloza y medio púrpura, puede presentar cierta palidez o ser moteada. En ocasiones está cubierta por una substancia grasosa con aspecto de "queso" llamada vérnix, o puede estar reseca y arrugada. Algunos bebés desarrollan lo que se conoce como "milia", que aparenta lesiones acneiformes en la cara y cuerpo, generalmente este tipo de erupción no requiere tratamiento especial ya que se resuelve al poco tiempo de manera espontánea.

Tórax y Abdomen—Generalmente el abdomen es grande y redondo, en ocasiones las glándulas mamarias pueden presentar cierto grado de inflamación. El cordón umbilical está ligado o cerrado por una pinza de plástico. El cuidado del ombligo le será enseñado por las enfermeras o su pediatra antes que la den de alta del hospital.

Extremidades—Las piernas pueden estar arqueadas y cortas, los brazos se encuentran muy cerca del tórax y las manos se observan en posición de puño. Generalmente los padres proceden a contar los dedos de manos y pies mientras admiran el tamaño miniatura de estas estructuras.

Genitales—Los genitales tanto en varones como en las hembras presentan cierto grado de inflamación, en ocasiones en los bebés de sexo femenino se puede observar un flujo vaginal rojizo causado por el efecto de las hormonas maternas y no debe ser motivo de preocupación.

En el bebé varón a veces se aprecia una colección de líquido en el escroto, lo cual hace que los testículos aparezcan agrandados. Ambas situaciones se resuelven espontáneamente.

COMO ESCOGER A SU PEDIATRA

Cuando usted es admitida a la sala de partos, la enfermera le preguntará el nombre de su pediatra. Es importante que la paciente reconozca como su derecho y responsabilidad el escoger al doctor que cuidará de la salud de su bebé, todos los recién nacidos deben ser examinados por el pediatra antes de ser dados de alta del hospital. Recuerde que su obstetra no es el doctor del bebé, ya que una vez que éste nace, la responsabilidad está en manos del pediatra.

Al llegarse la hora de escogerle doctor a su bebé, la paciente puede recurrir a sugerencias ya sea de familiares, amistades, vecinos, etc.... También su obstetra le podrá dar una lista de los pediatras a los que él refiere a sus pacientes y acudir con alguno de ellos a una cita prenatal, la cual le dará la oportunidad de conocer al doctor y a su personal; durante esta visita pregunte precios, horas de consulta, programa de vacunación, manera de localizar al doctor en casos de emergencia y obtener orientación con respecto a la alimentación, circuncisión y otras áreas de interés para la nueva mamá.

LACTANCIA MATERNA

Al inicio del embarazo, el cuerpo se prepara para amamantar desarrollando las glándulas mamarias (senos), las cuales aumentan en tamaño y peso, el pezón se hace más prominente y el área que lo rodea (areola) se pigmenta y se vuelve más sensible. Durante el baño la madre gestante deberá asear delicadamente sus pechos, evitando aplicar jabón sobre los pezones ya que éste elimina los aceites naturales que mantienen al pezón blando y flexible.

Algunas mamás requieren preparación especial de los pezones antes del parto si es que estos se encuentran invertidos, y para esto existe una copa especial para el seno, la cual ayuda a exteriorizar el pezón antes que nazca el bebé. Si usted cree que tiene este tipo de pezones, platique con su médico y deje que él le aconseje. En ocasiones, el estímulo de los pezones puede provocar un trabajo de parto prematuro en pacientes predispuestas a esta situación.

Se recomienda el uso de un sostén o brassiere de tamaño y soporte adecuados especialmente al final del embarazo y durante la lactancia. Los primeros intentos de amamantar son realmente sesiones de práctica en las cuales se conoce más al bebé y permite a la mamá sentirse segura con respecto a dar pecho. Es importante que se intente "prender" al bebé cuando menos de 8 a 12 veces al día con el objeto de estimular la producción de leche.

La irritación y la formación de grietas en los pezones puede presentarse en cualquier momento durante la lactancia, pero es más frecuente durante la primera semana. Es importante interrumpir la succión con el dedo antes de retirar al bebé del pecho y también aprender a rotar la posición del bebé durante la alimentación, su enfermera le podrá enseñar diferentes técnicas para amamantar. En cada sesión es mejor empezar con el pecho que le molesta menos, ya que el bebé tiende a succionar de manera más vigoroza durante el inicio de la tetada; si los pezones están inflamados y presentan fisuras, expóngalos al aire libre y aplique un poco de la misma leche sobre ellos. Es necesario recordar el secar al aire los pezones antes de aplicar alguna crema, la cual no se debe poner sobre la parte alta del pezón, ya que esto puede obstruir los conductos. Si es necesario el uso de cremas, se recomienda las que contengan lanolina (excepto las personas alérgicas a la lana). Recuerde empezar la siguiente tetada con el seno que se terminó.

Senos Congestionados—Los senos se pueden sobredistender (tensión láctea), debido al estancamiento de leche especialmente durante las primeras semanas de la lactancia; esto se puede evitar amamantando frecuentemente y mediante la expresión manual.

Permita que el bebé se prenda cuando menos diez minutos en el primer seno y después póngalo en el otro lado hasta que se quede dormido. Si los senos se distienden se le hará difícil al bebé prenderse de manera adecuada y entonces se hará necesario la expresión manual de la leche contenida en los reservorios bajo la areola antes de iniciar la siguiente tetada. Paños calientes o una ducha antes de lactar puede en ocasiones mejorar la situación. Algunos médicos también recomiendan bolsas de hielo después de la tetada como método para disminuir la inflamación. En ocasiones, los conductos obstruídos o la acumulación de leche puede causar inflamación o la infección del seno (mastitis), la cual se manifiesta por dolor, cansancio, fiebre y enrojecimiento del seno afectado. Avise a su médico inmediatamente si esto ocurre.

Cuando es necesaria la expresión de la leche, ya sea de manera manual o con un "tira leche" se hace simulando la acción bucal del bebé, este movimiento sobre el seno facilita el drenaje a través del pezón, si usted no piensa amamantar en ese momento, conserve la leche en un recipiente estéril de plástico y refrigérela hasta por 48 horas, si prefiere congelarla, lo puede hacer también hasta por dos meses siguiendo las instrucciones de su pediatra o enfermera. Sobre este tema se recomienda consultar el libro sobre el cuidado del recién nacido del doctor Cantú Gómez, el cual es una fuente extraordinaria de información.

LACTANCIA ARTIFICIAL (BIBERON)

Las compañías fabricantes de fórmula infantil han creado un producto semejante a la leche materna utilizando proteínas de leche de vaca o de soya como ingredientes principales, cada variedad de estos productos están disponibles en forma de líquido concentrado o en polvo, casi todos tienen un valor nutritivo adecuado si se preparan correctamente. Si su bebé va a ser alimentado a base de fórmula, recuerde lo siguiente:

1. Lea la etiqueta, siga las instrucciones y deseche los frascos expirados o dañados.
2. Lave bien sus manos, tapaderas y recipientes que va a utilizar.
3. Examine periódicamente las mamilas y botellas.
4. Utilize un abridor de latas limpio.
5. Agite la lata de fórmula antes de mezclarla.
6. Prepare sólo la cantidad necesaria.
7. Deseche la cantidad no utilizada.
8. Asegúrese de la temperatura antes de darle la fórmula al bebé.

VACUNAS

La inmunización de su bebé por medio de vacunas es la mejor manera de prevenir ciertas enfermedades de la infancia. Consulte con su pediatra el programa de inmunización que su bebé va a necesitar. Existen clínicas de salud que administran las vacunas sin que esto represente costo alguno para usted. Recuerde que es posible que le nieguen la entrada a la escuela a los niños que no están vacunados de manera adecuada. Es obligación de la mamá dar a su bebé la protección inicial necesaria.

CUIDADO POSTNATAL

De regreso en casa, lo más importante es el descanso, especialmente los primeros días posteriores al parto. Limite las visitas y descanse cada vez que el bebé esté dormido, acostúmbrese a usar ropa cómoda y atiéndase a usted misma. En ocasiones es necesaria la ayuda de familiares o de una trabajadora doméstica que se dedique a las tareas normales del hogar de manera que usted pueda atender al bebé.

Cuidados Físicos—El flujo vaginal que se presenta los días siguientes al alumbramiento es al principio obscuro, después se vuelve rojizo con mucosidad y finalmente blanco hasta que desaparece. No es raro que este tipo de secreción persista por 3 a 6 semanas, en caso de que la secreción sea abundante, de color rojo vivo, con coágulos o de un olor desagradable, comuníqueselo a su doctor inmediatamente.

Episiotomía—Es importante el cuidado de esta área genital mediante baños de asiento 2 a 3 veces al día por 15 minutos, esto ayudará a mantener el área limpia sobretodo después de la defecación. Tenga cuidado en secar la episiotomía de manera delicada y de adelante hacia atrás, evitando así la contaminación de la herida con bacterias provenientes de la región anal. Para el dolor, use el anestésico local o los analgésicos recetados por su doctor. Los puntos de la episiotomía no se tienen que remover ya que el material de sutura que generalmente se utiliza es absorbible. El cuidado de la episiotomía se mantiene hasta que su cicatrización se lleve a cabo.

Si el bebé nació por medio de operación cesárea, la incisión y los puntos son diferentes, algunos cirujanos utilizan sutura no absorbible, grapas o clips, los cuales se remueven del tercero al quinto día posteriores a la operación. Es importante seguir las instrucciones de su doctor con respecto al cuidado de la incisión.

En general, las recomendaciones más comunes para la mamá después del parto, ya sea por cesárea o vía vaginal son similares. Báñese todos los días, cambie su toalla sanitaria frecuentemente, no use tapones intravaginales durante las primeras semanas, aumente la ingestión de líquidos de 8 a 10 vasos al día y si es necesario, aumente el contenido de fibra en su dieta para mejorar la función intestinal. Continúe tomando sus vitaminas y hierro, sobretodo si está amamantando.

Si se presentan problemas, llame a su doctor y pida una cita antes de su examen postpartum, el cual es generalmente de 3 a 6 semanas después del nacimiento del bebé. Este examen es importante llevarlo a cabo antes de iniciar la actividad sexual para asegurarse que todo está bien y aprovechar la oportunidad para charlar sobre el método anticonceptivo preferible para usted.

Depresión o Melancolía Postpartum—Algunas mamás se enfrentan a esta situación emocional aproximadamente tres días después del parto, se cree que los cambios hormonales, el cansancio, la dificultad para conciliar el sueño, cambios en la imagen corporal y las nuevas responsabilidades son factores que juegan un papel importante en la presentación de este cuadro emocional que afortunadamente en la mayoría de los casos se resuelve de manera espontánea. En raras ocasiones, la depresión es profunda y es necesario recurrir a la ayuda de un especialista.

ALTERNATIVAS NUTRICIONALES PARA EL BEBE

VENTAJAS Y DESVENTAJAS

LACTANCIA MATERNA	BIBERON
• Alimento natural	• Alimento artificial
• Estimula la pérdida de peso en la mamá	• Permite a la mamá ponerse a dieta
• Relación afectiva estrecha	• Relación afectiva positiva
• No implica costo monetario	• Alto costo monetario
• No requiere preparación	• Requiere preparación
• Menos cólicos	• Cólicos
• Materia fecal blanda	• Materia fecal dura
• Fácil a la digestión	• Requiere tiempo de adaptación
• Menor riesgo de alergias	• Mayor riesgo de alergias
• La mamá responsable de la alimentación	• La responsabilidad de la alimentación puede ser compartida
* — Pezones dolorosos — Mastitis (infección) — Inflamación de los senos	• Problemas inexistentes con los senos

* (Problemas tratables)

CAPITULO IV

Consideraciones Importantes

ESTERILIZACION Y ANTICONCEPTIVOS

El control de la fertilidad se ha convertido en una parte muy importante de la atención médica en general. La creciente efectividad y la conveniencia de los agentes modernos que controlan la fertilidad han ampliado el espectro de la disponibilidad y selección a toda paciente que desee planificar su familia.

La efectividad de los métodos anticonceptivos es teórica y práctica, la efectividad teórica es cuando un método es usado sin errores y de acuerdo a las instrucciones. La efectividad práctica depende del grado dc motivación y responsabilidad de cada paciente.

Pastillas Anticonceptivas—Son medicamentos de tipo esteroide que evitan el embarazo inhibiendo la ovulación aunque algunos de ellos también alteran el tejido endometrial que crece en la cavidad uterina, el moco cervical y la mobilidad de las trompas de Falopio, haciendo más difícil el que un embarazo se lleve a cabo. Las pastillas anticonceptivas que más frecuentemente se recetan contienen una combinación de las hormonas estrógeno y progesterona.

La dosis es generalmente de una pastilla o tableta diariamente durante 21 días, empezando al quinto día de haberse iniciado la menstruación.

Recientemente han aparecido en el mercado las pastillas llamadas trifásicas, que se diferencian de las otras (bifásicas) en que contienen tres dosis diferentes de hormonas en cada ciclo. Su efectividad es la misma pero se están haciendo más populares con el intento de reducir los efectos no deseados como son el sangrado intermenstrual, la náusea y el vómito, etc.....

Existen además otro tipo de pastillas anticonceptivas, las cuales contienen solamente una substancia del tipo progesterona, su efectividad es un poco menor que las del tipo combinación (estrógeno - progesterona) pero la ventaja es que no producen los efectos no deseados del estrógeno, aunque frecuentemente aumentan el número de días de sangrado menstrual.

Como las pastillas anticonceptivas contienen agentes hormonales capaces de afectar todos los órganos y sistemas del cuerpo. No es raro que los efectos colaterales no deseados se presenten frecuentemente, afortunadamente la mayoría de estos no son serios.

Efectos colaterales menores:

1. Sangrado intermenstrual—Cuando se presenta al principio del ciclo está relacionado al bajo contenido de estrógeno en las pastillas y cuando ocurre al final del ciclo, generalmente es debido al bajo contenido progestacional. Esta complicación en ocasiones amerita el cambio a otras pastillas con dosis más apropiadas. Sin embargo, a menudo

este problema desaparece espontáneamente después de dos a tres ciclos de uso contínuo.

2. Náusea y vómito—Estos síntomas son frecuentemente relacionados al alto contenido de estrógeno en las pastillas.

3. Baja de peso—Este síntoma es reportado tan frecuentemente como la subida de peso, su causa no se ha establecido de manera definitiva.

Es importante señalar que si usted escoge las pastillas anticonceptivas como método de planificación familiar será necesario acudir a su médico, quien le recomendará cuáles deberá de tomar y además le dará información sobre las contraindicaciones y los riesgos a los que se expone en caso de que se presenten complicaciones serias. Toda paciente debe evitar ingerir pastillas anticonceptivas sin antes someterse a un examen general y ginecológico que incluya la historia clínica y la prueba de papanicolaou.

Dispositivo Intrauterino—Los dispositivos intrauterinos han sido utilizados como anticonceptivos desde hace 2000 años, los turcos colocaban pequeñas piedras en los úteros de sus camellos con el objeto de prevenir que estos se embarazaran durante sus largas jornadas. El mecanismo de acción del dispositivo uterino aún no es del todo conocido, se sabe que su efecto principal se lleva a cabo en la cavidad uterina.

La ovulación y la producción de hormonas por los ovarios no son afectadas, la fertilización tampoco se altera; sin embargo, la implantación no ocurre a consecuencia de los cambios que el dispositivo genera en la cavidad uterina. Su efectividad no depende de la paciente, una vez que el dispositivo es introducido, su efectividad está relacionada a una inserción correcta y a la expulsión de éste sin que la paciente se dé cuenta.

Complicaciones

Entre las complicaciones menores se pueden mencionar los "cólicos" y el sangrado vaginal irregular que en algunos casos obliga al médico a remover el dispositivo; la expulsión espontánea se presenta de un 5 a un 24% de las pacientes portadoras de éste, dependiendo del tipo de dispositivo utilizado. El porcentaje de expulsión es más bajo en los dispositivos del tipo Progestasert®, Copper-7® y en el Copper-T®. En virtud de que en ocasiones la expulsión ocurre sin que se presenten síntomas, es necesario instruir a la paciente en cómo tocar periódicamente los hilos de nylon que protruden en la parte alta de la vagina.

Las complicaciones serias más frecuentemente reportadas son el embarazo y las infecciones pélvicas. Cuando ocurre un embarazo en una paciente portadora del dispositivo intrauterino, se recomienda la extracción inmediata de éste. Si los hilos de nylon no son visibles y el dispositivo no se puede extraer fácilmente, se deberá considerar la alternativa de interrumpir el embarazo con el objeto de prevenir una infección de consecuencias graves, sobretodo durante el segundo trimestre de la gestación. Además, su doctor deberá descartar la posibilidad de la presencia de un embarazo ectópico (afuera de la matriz) ya que este tipo de embarazos se presenta con más frecuencia en las mujeres que son portadoras del dispositivo que en las que usan otros métodos anticonceptivos.

Las infecciones pélvicas se presentan acompañadas de fiebre, dolor pélvico y en ocasiones, de sangrado vaginal irregular. La presencia de estos síntomas hace necesaria la inmediata consulta con su doctor. Si la infección pélvica está presente, el dispositivo deberá removerse y el tratamiento será a base de antibióticos con el objeto de evitar la formación de un absceso purulento en la pelvis, el cual podría dañar los órganos reproductores de manera permanente.

La inserción de un dispositivo intrauterino es relativamente fácil, las molestias que se presentan durante el procedimiento son tolerables; generalmente la inserción se hace durante la menstruación, asegurándose que se coloca adentro de la cavidad uterina permitiendo que los hilos de nylon sean visibles por fuera del canal del cervix, y en la parte superior de la vagina. El propósito de estos hilos es para que la paciente los toque periódicamente para asegurarse de la presencia del dispositivo y para facilitar al médico su extracción cuando éste ya no sea necesario. Una vez que el dispositivo es introducido, sus efectos anticonceptivos son inmediatos. Si la inserción ha sido correcta, la paciente y su pareja sexual no deberán sentir su presencia.

El dispositivo intrauterino es recomendable a mujeres que tengan una relación monógama y que ya hayan tenido hijos, ya que su inserción es más fácil y sin dolor, la expulsión se presenta con menor frecuencia y en caso de que una infección pélvica seria se desarrollara y comprometiera la capacidad reproductiva de la paciente, quizás esto no se vería tan grave como cuando ocurre en pacientes que no han tenido familia. En la actualidad, el dispositivo intrauterino aún se considera como uno de los mejores métodos anticonceptivos existentes, es fácil de usar, de poco costo, proporciona buen porcentaje de efectividad, no interfiere con la actividad sexual y su efecto es reversible. Su doctor deberá indicarle si usted puede usar el dispositivo y le dará información sobre los beneficios, riesgos y contraindicaciones.

Condón o Preservativo para el Hombre—Deberá estar fabricado con látex, su efectividad depende exclusivamente de factores físicos, por lo cual es importante aprender la técnica de su uso, considerando las siguientes indicaciones:

1. Colocar el condón durante la erección y antes de que haya existido penetración.

2. Inmediatamente después de la eyaculación y antes de que se pierda la erección, sacar el miembro del canal vaginal, manteniendo el condón en posición sujetándolo por la base.

3. Además del condón, se recomienda el uso de una crema espermaticida con el objeto de aumentar su efectividad.

El condón no sólo ofrece una función anticonceptiva, sino que también representa un método de protección contra las enfermedades que son transmisibles por vía sexual.

Condón Femenino—Dispositivo diseñado para la mujer en el cual aún no se tienen estadísticas que se puedan usar como base para calcular su efectividad como anticonceptivo y como método para prevenir las enfermedades transmisibles por vía sexual.

Este tipo de condón, el cual también es conocido como "saco vaginal", es una adaptación del condón para hombres, su diseño representa un tubo de 7 pulgadas de largo hecho a base de poliuretano, el cual tiene un "anillo" flexible en ambos extremos. El anillo interno se coloca por detrás del hueso del pubis y el "anillo" externo permanece afuera del canal vaginal.

Diafragma—El diafragma es un método popular y efectivo, el cual consta de un dispositivo circular hecho a base de látex muy delgado cuyos bordes están formados por un resorte flexible cubierto del mismo material. Para su inserción se toma entre los dedos doblándolo para permitir su introducción en el canal vaginal en donde vuelve a adoptar su forma circular. Los tamaños disponibles varían de 45 a 150 mm. en diámetro. El doctor deberá de escoger la medida apropiada para cada paciente de manera que se asegure que cubre el cuello cervical; el diafragma debe usarse junto con una crema espermaticida para incrementar su efectividad.

En ocasiones, los partos y las variaciones de peso corporal requieren un cambio en la medida del diafragma. Es muy importante aprender la técnica de inserción y de su uso. El diafragma se debe insertar dos horas antes del coito y mantenerlo en su lugar cuando menos 6 horas posteriores a éste; el diafragma no impide la micción, el baño o el caminar libremente, puede ser usado durante la menstruación y no es necesaria la ducha vaginal después de su uso.

Cuando se coloca de manera adecuada y la posición es correcta, ni el hombre ni la mujer deberán sentirlo durante el acto sexual. Es importante remover el diafragma en un tiempo no mayor a 24 horas para evitar el síndrome de shock tóxico, ya que algunos casos han sido reportados en pacientes que tuvieron el diafragma por más de 36 horas. La acción anticonceptiva del diafragma se basa en que actúa como barrera entre el esperma y el cérvix o cuello uterino.

Tapón Cervical—Este método anticonceptivo consiste de un dispositivo circular hecho a base de látex que al igual que el diafragma bloquea la entrada del espermatozoide a través del canal cervical, viene en cuatro tamaños y debe ser medido por el ginecólogo. El tapón cervical se ha usado en Europa por varios años y recientemente ha sido aprobado en los Estados Unidos para su venta y uso. Una de las ventajas del tapón cervical es que puede permanecer en su lugar por aproximadamente 48 horas sin causar molestias. Sin embargo, la incidencia de embarazos es de casi 11% el primer año y 18% al segundo año de uso; otra desventaja es que sólo el 50% de las mujeres continúan con el método después del primer año de estarlo usando.

Espuma Anticonceptiva—Es más efectiva que las cremas anticonceptivas, su acción se basa en sus efectos químicos de inmovilización y destrucción del esperma. Las instrucciones para su uso se encuentran escritas en el recipiente, el cual hay que agitar varias veces para favorecer la formación de burbujas, las cuales actúan como barrera.

El aplicador se inserta con cuidado y de manera profunda hasta el fondo del canal vaginal, después se retira como media pulgada y se "inyecta" la espuma en la cavidad de la vagina. La espuma se aplica poco antes del coito y no se deben de usar duchas vaginales hasta depués de 6 a 8 horas posteriores al acto sexual.

Entre los efectos no deseados asociados al uso de la espuma anticonceptiva se han mencionado las malformaciones congénitas en bebés de madres que usaron el producto; sin embargo, en la actualidad esto no ha sido totalmente comprobado. En ocasiones también se han mencionado reacciones alérgicas aunque éstas se consideran muy raras. Existen otros productos y marcas de cremas y supositorios espermaticidas, los cuales se consideran casi tan efectivos como la espuma.

Esponja Anticonceptiva—Este método se basa en el uso de una esponja hecha de poliuretano impregnada con un espermaticida conocido como nonoxynol-9, la cual se coloca en la vagina antes del coito. Su modo de acción está basado en que durante el acto sexual la esponja libera la substancia espermaticida, y además de que sirve como barrera física entre el esperma y el cuello cervical, absorbe el material eyaculado, disminuyendo el número de espermatozoides libres en el canal vaginal.

La esponja y la espuma anticonceptiva se pueden obtener en la farmacia sin receta médica y pueden ser usadas en coitos repetidos durante las 24 horas de efectividad.

Norplant®—Este sistema anticonceptivo es de los más modernos, consiste en la inserción de seis cápsulas, las cuales bajo anestesia local se implantan por debajo de la piel en la parte interna del brazo. Estas cápsulas contienen una hormona del tipo progesterona llamada levonorgestrel, que inhibe la ovulación y provoca cambios en el moco cervical que dificulta el paso del esperma. La acción de este método se inicia a las 24 horas después de la inserción y su eficacia es aproximadamente de un 99%. Entre las desventajas de este método se han mencionado entre otras, la disminución en su efectividad si la paciente pesa más de 154 libras, el sangrado menstrual irregular sobretodo durante los primeros seis meses y la formación de quistes ováricos que generalmente se resuelven espontáneamente. Todos estos efectos colaterales son reversibles al remover las cápsulas, las cuales pueden permanecer implantadas hasta por cinco años.

Método del Ritmo—El método del ritmo se basa en la abstención de las relaciones sexuales durante los días del ciclo menstrual en los que la mujer tiene probabilidades de quedar embarazada. Este método no es muy efectivo pero sí popular en pacientes con ciertas creencias religiosas.

Los días de abstinencia son los cercanos a la ovulación, la cual ocurre aproximadamente 14 días antes del inicio del sangrado menstrual; por lo tanto, la concepción será menos probable al principio y al final del ciclo menstrual y más probable durante la mitad de éste. Una mujer que menstrúa cada 28 días deberá abstenerse aproximadamente del día 10 al 17; en casos en que el ciclo menstrual varía de 25 a 32 días se requerirá una abstinencia que cubra del día 7 al 21. Este método no debe ser utilizado por mujeres con ciclos irregulares.

La eficacia de este método del ritmo puede incrementarse observando la curva de temperatura corporal con el objeto de detectar la ovulación. La temperatura se toma cada mañana bajo condiciones basales; al ocurrir la ovulación se presenta una elevación en la temperatura de aproximadamente 0.6 a 0.8 º F., cuando esta elevación se mantiene por tres días esto significa que probablemente la ovulación ha ocurrido y el resto del mes o ciclo se puede considerar como "seguro" tomando en cuenta que la vida promedio del óvulo es de aproximadamente 24 horas.

La única ventaja del método del ritmo sobre otros métodos anticonceptivos es su aceptación por la iglesia católica romana, lo cual es muy importante para algunas parejas.

Coitus Interruptus—Este es uno de los métodos más antiguos y más ineficaces, requiere la interrupción del acto sexual tan pronto como el hombre siente que ya se aproxima la eyaculación, extrayendo el pene inmediatamente evitando así el depósito del esperma en la cavidad vaginal. El riesgo de este método radica en que secreciones del hombre aún antes de la eyaculación frecuentemente contienen espermatozoides; este método en ocasiones provoca efectos emocionales que pueden ser de gran impacto en la pareja.

Ducha Vaginal después del Coito—Este método se ha practicado durante muchos años, utilizando diferentes substancias y duchas, los resultados como método anticonceptivo son muy pobres y sólo se menciona por su ineficacia.

La Pastilla después del Coito—Es un método hormonal que ha demostrado un grado aceptable de efectividad. Se basa en la ingestión de 5mg. de etinilestradiol durante 5 días. El tratamiento se debe de iniciar antes de que pasen más de 72 horas después de la copulación o coito. Esta hormona se cree interfiere en la emigración y transporte del espermatozoide así como en la implantación y la actividad en el endometrio, en ocasiones el tratamiento provoca náuseas y vómito, lo cual a veces evita completarlo. Este método puede causar malformaciones congénitas en el feto; por lo tanto, en casos en que el embarazo se presente a pesar de haber completado el tratamiento se deberá considerar la interrupción de éste. La seguridad de este método aún está a discusión.

Inyección de Depo-Provera®—Método en trámite de aprobación por la Agencia de Drogas y Alimentos FDA.

ESTERILIZACION

La esterilización quirúrgica ha aumentado de manera permanente desde su introducción como tal a partir de 1940. Se cree que este aumento es debido al número de los efectos colaterales no deseados que se presentan en las mujeres que ingieren pastillas anticonceptivas después de los 40 años de edad y a la relación existente entre las infecciones pélvicas y el uso del dispositivo intrauterino. Recientemente el gobierno federal ha establecido ciertos requisitos en algunos estados de la unión americana, sobretodo a pacientes cuya asistencia médica es proveída mediante fondos económicos federales. Entre los requisitos impuestos por el gobierno se mencionan:

a). La paciente deberá ser no menor de 21 años

b). Mentalmente competente

c). Se requieren 30 días de espera a partir de la firma de consentimiento.

e). El consentimiento no se podrá obtener durante el trabajo de parto o durante un aborto.

ESTERILIZACION EN LA MUJER

a). Minilaparotomía—Bajo anestesia local, general o epidural y a través de una pequeña incisión de 3 a 5 centímetros cerca de la cicatriz umbilical (después del parto) o por arriba del pubis, el abdomen se penetra, se localizan las trompas de Falopio, las cuales se ligan en dos sitios, el segmento de trompa que queda entre una y otra ligadura se corta, interrumpiendo así la continuidad de ésta, evitando que el óvulo entre en contacto con el espermatozoide; el ciclo menstrual continúa de manera normal.

b). **Laparoscopía**—Bajo anestesia local o general, la cavidad abdominal se distiende usando un gas del tipo $C0_2$. Una vez que el abdomen está distendido, el laparoscopio es introducido por la cicatriz umbilical, se visualizan las trompas de Falopio y un segmento de ambas es cauterizado por medio de electrocoagulación, cerrando así de manera permanente la luz de las trompas interrumpiendo su continuidad.

Estos procedimientos quirúrgicos presentan ciertos riesgos, los cuales deberán ser discutidos ampliamente con el ginecólogo.

ESTERILIZACION EN EL HOMBRE

Vasectomía—Este procedimiento quirúrgico se está convirtiendo en el método más frecuente de esterilización en ambos sexos. Generalmente se lleva a cabo en el consultorio del doctor y bajo anestesia local. Mediante una pequeña incisión en el escroto se localizan los conductos espermáticos, los cuales se ligan y se cortan interrumpiendo su continuidad anatómica. Entre las complicaciones de la vasectomía se ha reportado sangrado con la formación de hematomas.

LA EDAD Y EL EMBARAZO

El embarazo en pacientes de edad avanzada requiere de un cuidado prenatal especial, ya que estos casos están relacionados a complicaciones como el aborto, bebés con anormalidades congénitas como el síndrome de Down, partos prematuros, placenta previa, preeclampsia, etc. A mayor edad aumenta el riesgo de desarrollar enfermedades crónicas como diabetes y alta presión, las cuales empeoran durante el embarazo y éste es también afectado por estos padecimientos.

Las gestantes añosas tendrán que hacer decisiones con respecto a someterse a procedimientos como la amniocentesis o la biopsia coriónica para detectar anormalidades de los cromosomas. Estos procedimientos generalmente se recomiendan a pacientes embarazadas mayores de 35 años de edad.

Es importante también señalar que a pesar de los problemas que se pueden presentar en las pacientes embarazadas con edad avanzada, la tecnología moderna ha hecho posible que con un cuidado prenatal temprano y adecuado se pueda lograr un bebé normal y sano.

GLOSARIO

AMNIOTOMIA:	Ruptura artificial de las membranas, "fuente".
ANALGESIA:	Método para disminuir el dolor mediante el uso de medicamentos.
ANESTESIA:	Método para eliminar el dolor de manera completa.
APGAR:	Sistema empleado para evaluar las condiciones generales del recién nacido.
CESAREA:	Se refiere a la extracción del bebé a través de la pared abdominal.
CROMOSOMAS:	Estructuras que llevan el material genético que determina las características del bebé.
ECLAMPSIA:	Complicación del embarazo caracterizada por edema generalizado, pérdida de proteína por la orina y convulsiones.
ENDOMETRIO:	Tejido que crece por dentro de la matriz y que es expulsado en cada ciclo menstrual.
EPISIOTOMIA:	Incisión que se hace entre la vagina y el recto para permitir el paso de la cabeza del bebé y evitar laceraciones más traumáticas.
FETO:	Nombre usado para denominar al bebé a partir de los dos meses de embarazo.

FONTANELAS:	Areas blandas entre los huesos del cráneo del recién nacido.
GINECOLOGO:	Médico especialista en enfermedades de la mujer.
HORMONAS:	Substancias químicas producidas por el feto, la placenta y la madre.
LANUGO:	Vello fino que cubre algunas partes del cuerpo del recién nacido.
OBSTETRA:	Médico especialista en el embarazo y partos.
PEDIATRA:	Médico especialista en niños.
PELVIS:	Cavidad que contiene los órganos reproductores y la vejiga.
PLACENTA:	Organo que provee al feto de alimento y oxígeno y elimina los productos residuales del metabolismo.
PITOCIN:	Medicamento que se administra para estimular las contracciones uterinas.
PRENATAL:	Antes del parto.
TOCOLITICO:	Medicamento utilizado para inhibir las contracciones uterinas.
UTERO:	Matriz, órgano que aloja al feto durante su desarrollo y crecimiento.
VERNIX:	Substancia blanca, oleosa que cubre al recién nacido.
VEJIGA:	Reservorio para la orina localizado en la pelvis.

Números Telefónicos Importantes

Doctor ____

Oficina ____________________ Emergencia __________________

Hospital ____

Laboratorio _______________________________________

Esposo ____

Otro ____

____

Fecha de Concepción: ______________________________

Día del Parto : ____________________________________

Visitas al Doctor

Visita Inicial: (un mes) ____________________________

____

____

____

____

____

____

____

____

____

____

____

- - - - - - - - - - CUT HERE - - - - - - - - - -

ORDER FORM

Quinto Centenario Publishing
809 East Washington #201
Phoenix, AZ 85034
(602) 254-9695

Esperando a su Bebé

_______ Copies @ $9.95 Total _______________

Plus Shipping & Handling $2.50

TOTAL_______________

Name ____

Address ____

City ____________ State ________ Zip ________ Country ________

Please make checks or money orders payable to: **Quinto Centenario Publishing**

(THIS FORM MAY BE PHOTO-COPIED)